皮膚感覚と人間のこころ

傳田光洋

新潮選書

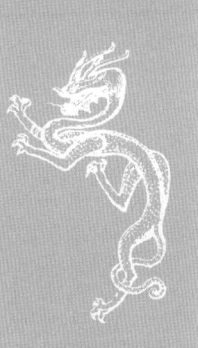

はじめに

高校時代の期末試験で、未だに忘れられない問題があります。

琵琶湖のほとりにあった県立高校に、その不思議な出題をした生物の先生はいらっしゃいました。滋賀県の生物について大変詳しく、生物学者だった昭和天皇が滋賀に赴かれた時、進講されたという噂もありました。その試験問題については、安っぽいわら半紙の色、ガリ版の黒い文字まで頭に焼きついています。

「生物は周囲から物質をとりこみ、それを放出してその形を保っている。琵琶湖は周囲の河川から水を取り込み、淀川にその水を放出してその形を保っている。琵琶湖は生物であるか否か、論ぜよ」

高校に入学して程なく、母が急逝しました。その高校までは片道一時間半の遠距離通学でもあり、辛い毎日でした。浪人は許されない。高校は大学に進むための踏み石にすぎないと思い定めて、ひたすら受験のための勉強にいそしむことにしました。それ以外の余裕はなかったのです。そのため高校時代の思い出はさして残っていません。にもかかわらず、その生物の試験問題だけが鮮やかに記憶に残っているのです。ただ、自分がどんな答えを書いたのか、記憶にありません。

多分「琵琶湖にはＤＮＡが無いから生物ではない」といった程度のつまらない内容だっただろうと思います。

大学に進学して、教養課程でも生物学の授業をいくつか受講しました。専攻は工学部の物理化学でしたが、生物学には興味がありました。講義で薦められたのはジャック・モノー博士の『偶然と必然』（渡辺格・村上光彦訳 みすず書房）でした。受験勉強しか知らない無知な新入生には、その明快な論理展開がすばらしいものに思われました。ただ当時の生化学の講義はつまらなかった。分子生物学を専攻していた学生がまだ変わり者扱いされていた時代だったからでしょう。

専門課程に進んで興味を持ったのは熱力学でした。生まれつき想像力に欠けていたのか、目に見えない科学、例えば有機化学などには興味が持てませんでした。配属された研究室では水の熱力学を研究していました。そこで耳学問でイリヤ・プリゴジン博士の非平衡熱力学を知り興奮しました。エネルギーの流れの中で構造が立ち現われ、自己組織化する、これが生命の本質だ、と単純に喜んでいたのです。その時も水色に塗られた琵琶湖の形が脳裏に浮かんでいました。ある意味において琵琶湖は生物ではなかろうか、そんな空想を楽しんでいました。

われながら会社勤めには向いていない、と考えていたのですが、やむなき事情で不本意ながら修士課程を終えただけで就職することになりました。それからの数年間、大学に残れなかったことへの挫折感に囚われ、心が荒れていました。それでも休日には都内の書店にでかけ、プリゴジン博士やヘルマン・ハーケン博士、エーリッヒ・ヤンツ博士といった人々の本を買い込んで、斜め読みするのが限られた楽しみでした。しかし雑事にまみれる日が続き、やがて数学も忘れてしまって、そういう本とも疎遠になってしまいました。

無為に二〇代の後半を過ごし、三〇歳になろうとした時、皮膚の研究に携わることになりました。しかしそれは本意ではなく、いわばなし崩し的にそうなってしまったのです。ただ、無駄に日々を過ごすのにも疲れていたので、何かしら自分で始めてみようと、手探りで研究を始めました。そのうち皮膚のバリア機能の研究に興味を持つようになりました。皮膚は世界と自己の境界を形作るものです。それはプリゴジン博士が想定した生命系の境界に似ている気がしました。

それからさらに一〇年が過ぎ、二〇世紀が終わり、四〇歳を過ぎてしまいました。そろそろ自分なりの皮膚科学、そんなものを提示できないだろうか。あるいは、もっと思い上がって、自分にとっての生物観を示せないだろうか。そんなことを考え始め、物理や数学の研究者との交際を始めました。元は物理化学を専攻していた私ですが、しばらく皮膚科学の研究者だけと交流するうちに、いつの間にか皮膚についての先入観や偏見に囚われるようになっていたようです。異分野の研究者との交流は、そんな私に全く新しい皮膚の見方をもたらしてくれました。環境と皮膚、身体と皮膚、心と皮膚、そんな観点から皮膚を考え始めるきっかけにもなりました。

とはいえ、高校の時の期末試験の問題には、未だに満足な答えが見出せてはいません。ただ人間の命や心のなりたちに、皮膚科学の観点から、ちょっと変わった考え方を提案できるのではないかと思い始めています。例えば皮膚と人間の意識との関係、皮膚と心の関係についても考察し、さらには人間とは何か、生命とは何か、というところまで考えてみたい。そんな思索のあれこれを、本書では述べてみたいと思います。

皮膚感覚と人間のこころ*目次

皮膚感覚と人間のこころ

第1章　皮膚感覚は人間の心にどんな影響を及ぼすか

皮膚感覚には様々なものがあります。誰かに触られる感覚、あるいは触る感覚。熱い、冷たいというような温度感覚。どれも心の状態、心理に作用しそうなことはたやすく想像できます。最近の研究では、肌のふれあいが、世代を超えて重大な影響を及ぼすことが報告されています。この章では、触覚、あるいは皮膚への刺激が人間の心理に及ぼす影響について、科学的に述べてみたいと思います。

触れられてあやつられる心

人間は、軽く触れられるだけで、様々な心理的変化、どちらかと言えば他者に好意的な心理状態になるといわれています。様々な心理実験が報告されています。いくつか紹介してみましょう。

まず大学の図書館での実験。本を返しに来た学生の手のひらに、返却担当の係員が約〇・五秒触れると、学生の気分がポジティブになり、係員に対する好感度も上がったそうです。ただし図書館についてのイメージには変化はありませんでした。

この実験に加わった学生は男女ほぼ同数（男性五二名、女性四九名）で、係員の性別と学生の性別の組み合わせもランダムになるように設定されています。ですから美しい女性の係員に触れられた男子学生が喜んだ、というわけではありません（Fisher JD. 1976. Sociometry 39 : 416–21）。

次はレストランでの実験。アメリカなので、食事後チップがウェイトレスに渡されます。客が支払いを済ませ、ウェイトレスがお釣りを渡す時、客の手か肩に軽く触れると、触れない時よりチップの額が増えました。この効果は客が男性（七九名）でも女性（三五名）でも同様に認められたので、魅力的なウェイトレスに男性が反応したというだけではなさそうです（Crusco AH. 1984. Pers Soc Psychol Bull 10 : 512–7）。

大きな本屋での実験もあります。客（総数二八六名）が入ってきた時、店員（男三名、女三名）がカタログかなにかを手渡します。その時、店員は客の二の腕に軽く触れる、あるいは触れない。すると、まず客が店にいる時間に違いが現われました。店にいた時間の平均は、触られた客が二二分、触られていない客が一四分でした。そしてもっと大事なこと、買い物をした金額ですが、触れられた客は平均一五ドル三セント使ったのに対し、触られていない客の買い物金額の平均は一二ドル二三セントでした（Hornik J. 1992. J Cons Res 19 : 449–58）。書店に入る時、ちょっと触れられただけで、店により長くいたくなり、また買い物の額も増えるのです。

これらの実験から考えると、人間は他人に軽く触れられるだけで、気分がよくなり、気前もよくなるようです。では、その効果は無意識への働きかけなのでしょうか。つまり、触られた客が、触れられたことを意識しているかどうかが重要なポイントとなりそうです。

これを確かめるために、ちょっと込み入った実験が行なわれました。キャンパスで煙草を吸っている女性（一八～二二歳、合計三六八名）に、ジーパンにTシャツ姿の二一歳の実験者の女性が近づき「おじゃましてごめんなさい。煙草きらしちゃったの。一本いただけません？」と話しかけるのです。その時、相手の前腕に一～二秒触れたり触れなかったりします。ちなみに、この実験はフランスで行なわれました。喫煙者の肩身が狭いアメリカや日本では難しい実験ですね。古い映画の一シーンのようです。

実験の結果、煙草をくれたのは触れられた人の六八・四パーセントでした。それに対し、触れられていない人では五一パーセントでした。まずは予想通りの結果です。しかし実験はさらに続きます。実験者の女性は続けてこう言います。「本当のこと言うとね、煙草が欲しいんじゃないの。煙草はあなたに話しかけるための口実」。そして煙草をくれた人に煙草を返しながら「ちょっとした質問があるんだけど。いいかしら？」。同意が得られたら、実験者の女性はこう聞きます。「私があなたのそばに来た時、私は微笑んでいた？　あなたに煙草が欲しいと言った時、私はあなたを見つめていた？　私は手であなたに触れたかしら？」

その結果、実験者が触れて煙草をくれた人のうち七九人が触れられたことを認識していて、六二人は認識していませんでした。触れても煙草をくれなかった人では二三人が触れられた認識があり、四二人は認識がありませんでした。つまり触れて煙草をくれた人の中では、くれなかった人より「触れられた」ことを認識している数が多かったのです。この実験に関しては「触れられた」という意識が「煙草をくれる」という行動に働きかけていた可能性が高いと言えそうです

(Joule RV. 2007. Percept Mot Skills 104 : 581-8)。

これらの論文を眺めている限り、人間は触れられると、触った相手に好感を持つ傾向があると言えそうです。なぜそのような傾向があるのか、これについては改めて考えてみたいと思います。

温かい皮膚感覚はその人の心も温かくする

アメリカのコロラド大学のウィリアムズ博士とイエール大学のバーグ博士は、熱いものや温かいものに触れた時と、冷たいものに触れた時とで、初対面の人への感情や、他人への思いやりの意識に違いが現われることを、簡単な実験で証明しました。まず四一名の学生に熱いコーヒーカップか冷たいコーヒーカップかを持たせます。その後、架空の人について、「その人は、知的で、器用で、勤勉で、決意が固く、現実的で、慎重な人です」と書かれた文章を見せます。そして、その人の性格について数字で表現するように指示します。項目は一〇あって、それぞれ七段階の数字で評価します。性格の温かさ、冷たさに関連すると考えられている項目が五つ(寛大な7／狭量な1、幸福な7／不幸な1、温厚な7／短気な1、社交的な7／非社交的な1、思いやりのある7／利己的な1)あります。それぞれ最も性格が温かいという評価の数字が7、最も冷たいという評価が1になります。一方、性格の温かさ、冷たさに関連が無いとされる項目も五つ(魅力的な7／魅力的でない1、のんきな7／まじめな1、おしゃべりな7／静かな1、強い7／弱い1、正直な7／不正直な1)あります。評価の結果、性格の温かさ、冷たさに関係している項目の平均値では、熱いコーヒーを持った被験者の評価スコアが四・七一だったのに対し、冷たいカップを持った人の評価スコアは四・二五でした。その違いは統計的に有意なものでした。つまり熱いカップを持った人のほうが、架空の人をより心が温かい人だと判断する傾向が強かったのです。一方、性格の温かさ、冷たさに関係のない項目では有意な差は認められませんでした。

さらに別の五三名に温かいパッドか、冷たいパッドに触れさせます。その後、アイスクリーム屋で、清涼飲料水か一ドルの商品券を、自分のためにもらうか、友達にあげるかを選択させてみました。その結果冷たいパッドに触れた群では七五パーセントが自分のためにもらい、友人にあげるのを選択したのは二五パーセントだったのに対し、温かいパッドに触れた群では、自分がもらうことを選んだのが五四パーセント、友人にあげるのを選んだのが四六パーセントでした(Williams LE. & Bargh JA. 2008. Science 322 : 606–7)。温かいパッドに触れるだけで、他人を思いやる気持ちが強くなるようです。

もし、あなたが初対面の人に好印象を持ってもらいたいと考えたならば、熱いコーヒーかお茶をまず手渡すと効果があるかもしれません。藤吉郎と呼ばれていた若いころの豊臣秀吉は、主君であった織田信長に懐で温めた草履を差し出したといわれていますが、気難しい信長の信頼を得るためには効果的なことだったのかもしれません。そのように若いころは他人の心を引き付けることに巧みであったのに、秀吉は晩年になると性格が一変し、甥の秀次や千利休に切腹を命じたり、はては朝鮮の侵略を企てるなど、思いやりのない人間になってしまいました。その理由については様々に語られていますが、太閤殿下の寝具を温めておくような気の利く近習などがいれば、ひょっとしたら秀吉晩年の蛮行を多少は抑えられたかもしれません。

ボツリヌス菌毒素による施術の効果

若さを保ちたいというのは万人に共通する願いと言えると思います。顔の外見を美しくする最も簡単な方法は化粧品によるメイクアップでしょう。ただ残念ながらこれは長持ちしません。美容にまつわる様々な悩みの中でも、しわは最大のものの一つと言えそうです。その対策として、顔のしわをのばす有効な施術に「ボトックス」の製品名（米 Allergan 製）で知られるものがあります。

しわの原因はいくつか考えられますが、眉間のしわなどは顔面の筋肉の緊張に由来する場合があります。この緊張をゆるめるために、ボツリヌス菌毒素（以下ＢＴＸ-Ａと略記）の薄い溶液を皮膚に注射するというのです。ＢＴＸ-Ａは、時には命にかかわる食中毒の原因にもなりますが、それは毒素が筋肉の収縮に寄与するアセチルコリンという神経伝達物質が神経細胞から放出されるのを阻害して、全身の筋肉を弛緩（しかん）させてしまうため、呼吸器や循環器に障害をあたえるからなのです。

しかし、この毒素の筋肉の収縮をゆるめる役割に注目し、全身に影響が及ばない程度に用いると、筋肉の緊張によってもたらされたしわがのびるという効果が得られます。さて、この施術を受けた後の心理的な変化について、いくつか興味深い報告があります。

イギリスのカーディフ大学のルイス博士らは、BTX-Aを施術した九名と、施術をしていない一〇名についてアンケートによる心理状態の評価を行ないました。その結果、「怒りっぽさ」「意気消沈」「不安」という項目において、施術者は比較群に比べて低い値を示しました。BTX-Aの施術は情動を静め、一方で不安や抑うつを軽くする効果があったのです（Lewis MB. 2009. J Cosmet Dermatol 8 : 24-6）。

さらに手の込んだ実験がアメリカのコロンビア大学で行なわれました。ここでは二七歳から六〇歳の被験者、BTX-Aを注射したグループ三三名と、筋肉には影響しない単なる注入剤（ヒアルロン酸主成分）を注射したグループ三五名にイヤな映像（NBCで放映された生きた虫のソーセージを食う男の映像）、少し好ましい映像（画家のジャクソン・ポロックの番組）、陽気な映像（ABCで放映されたお笑いビデオ）を見てもらった後、被験者にアンケートを行ない、その心理状態を尋ねました。その結果、単なる注入剤を注射した群では、イヤな映像、陽気な映像に対する情動の変化は顕著に現われました。しかしBTX-Aを注射した群は、どのビデオに対しても情動の変化が少なかったのです（Davis JI. 2010. Emotion 10 : 433-40）。この実験を行なったコロンビア大学のグループは、自分の顔の見かけが変わったという認識が、環境の変化を感じる際の応答に影響した、と結論しています。

しかしここで一つの疑問が浮かびます。BTX-Aは局所的であるとはいえ筋肉を弛緩させます。当然、皮膚への刺激が心理状態に影響した可能性は否定できないのではないでしょうか。その疑問に対して、ドイツのミュンヘン工科大学の研究チームは、fMRIという核磁気共鳴画像法を利用した脳の中の活動を観察する装置を使って、皮膚感覚が直接作用しない脳の領域の活動を観察しながら、BTX-Aを施した群（一九名）と比較群（一九名）に、怒りや悲しみの表情をしてもらいました。比較群では、当然、怒りや悲しみの表情を作ると、眉間にしわが現われました。しかしBTX-Aを眉間に注射された群では眉間の筋肉が弛緩していますから、しわはほとんど現われません。

そして、BTX-Aを注射した群では怒りの表情を作るように言われた時、左脳の扁桃体やそれに連動する脳幹部の変化が、比較群に対して抑えられていることが確認されました。扁桃体は情動に関与すると考えられています。怒りの表情を作れなくなると、脳の中で情動を司る部分の活動が低くなったのです。これは日本では「顔面フィードバック」(facial feedback) などと呼ばれる現象に関係していると考えられます。自分の顔の表情が、その感情を誘導する、つまり怒りの表情を作ると、怒りの感情が誘導されるという現象で説明できると研究者たちは述べています (Hennenlotter A. 2009. Cerebral Cortex 19 : 537-42)。

顔面フィードバックについては、ドイツのマンハイム大学のグループの研究がよく知られています。三八名の女性、および四五名の男性の学生が対象です。彼らのうち、一つのグループは唇だけでペンをくわえます。もう一つのグループは前歯だけでペンをくわえる。やってみればわかりますが、前歯だけでペンをくわえると口は笑っている形になります。そこで彼らに四つのマンガを見せて、質問します。「どれぐらい面白かったですか?」(0は全く面白くない／9はすごく面白い、の十段階)。「マンガを見てどんな気持ちになりましたか?」(0は全く楽しくない／9

はすごく楽しい、の十段階)。その結果、二つのグループの間で「面白さ」のスコアはそれほど差がありませんでした。

しかし「楽しさ」のスコアは唇でペンをくわえている群の平均点が五・四〇だったのに対し、前歯でくわえていた群の平均点は六・四三で、統計上、有意な差がありました。つまり口が笑っている形になるだけで、人間はより楽しい気分になるのです(Strack F. 1988. J Pers Soc Psychol 54 : 768-77)。

低濃度のBTX-Aの皮膚への注入は、感情的な文章の認識に影響するという報告もあります。アメリカのウィスコンシン大学のハヴァス博士らは、BTX-Aの施術を初めて経験する四〇名の女性を対象に、施術前に「幸せな」「悲しい」「怒りの」感情を表した短い文章を読ませてその内容がどの感情なのかを答えさせ、回答に掛かった時間を記録しました。そして施術後、内容は異なりますが、やはり前述の三種の感情を表す文章を読ませて同様の実験を行ないました。

例えば「幸せな」文章は「恋人のアパートの階段を駆け上がる」「やっと高い山の頂上に着く」。「悲しい」文章は「葬儀場で涙をこらえている」「自分の誕生日にメールボックスを開けたが、新しいメールは来ていない」。そして「怒りの」文章は「横柄な教授がよこした仕事量は理不尽だ」「あつかましい電話セールスのおかげで夕食がとれない」といったようなものでした。

実験の結果、「幸せな」文章の認識に掛かる時間については、施術前と施術後で差はありませんでした。しかし「悲しい」文章と「怒りの」文章の認識に掛かった時間は施術後、有意に長くなる傾向が見出されました。つまり施術を受けた被験者は「悲しい」文章、「怒りの」文章を認識することが難しくなった、というのです（Havas DA. 2010. Psychol Sci 21 : 895-900）。悲しみや怒りの感情では、緊張する顔の筋肉を弛緩させておくと、そういう感情を示した文章の認識が妨げられるのです。ＢＴＸ-Ａの皮膚への注入、それによる筋肉の弛緩は、私たちの言語認識にまで影響を与えてしまうのです。

拒食症と皮膚感覚

ここまでは皮膚への接触や刺激が心理に及ぼす影響について、いくつか例を挙げましたが、その他にも、おもわぬ状況で皮膚感覚が心理に関係している場合があるようです。

食事の量が極端に減る摂食障害、あるいは拒食症と呼ばれる疾患があります。皮膚感覚はこの拒食症にも関係があるらしい。一三センチ四方のプラスチック板に、七ミリ幅、三ミリ深さで、台形や円と線を組み合わせた図形を刻み込んだものを用意します。次に目隠しをした健常者と拒食症患者に両手で板を探ってもらい、その後で目隠しを取って、刻み込まれていた図形を描いてもらいます。すると拒食症患者は健常者に比べて明らかに、触覚による図形の把握が下手であることがわかりました。

この実験に際し、脳波の測定も行なわれたのですが、目隠しをされて図形を探っている時、拒食症患者の脳の右半球のシータ波（θ波：周波数四〜七ヘルツの脳波。暗算などに集中している際に現われる）が、健常者に比べて低かったという結果でした（Grunwald M. 2001. Int J Eat Disord

29 : 417–28)。この結果から、皮膚感覚の異常と拒食症との関係に気づいた研究者たちは、強い皮膚刺激を拒食症患者に与えたら、何らかの変化が現われるのではないかと考えたのです。そこで使われたのはスキューバダイビングなどで使われるゴムのスーツです。これを着ると全身の皮膚に圧力がかかります。

拒食症の女性に一日三回一時間ずつ、この合成ゴムでできていて身体に密着するダイビングスーツを着用してもらうと、脳波のパターンに変化が現われ、三ヶ月で体重が平均八〇〇グラム増加しました。スーツの着用を止めると、体重は次第に元に戻りました。脳波の変化としては、元々拒食症患者の脳の右半球の脳波活動は弱かったのですが、体重が増加するにつれ、右半球の脳波活動が盛んになりました。しかし、この変化もスーツの着用を止め、体重が減少すると元に戻ってしまったそうです（Grunwald M. 2005. QJM 98 : 379–80)。

これらの研究結果から、次のようなことが考えられます。拒食症の原因が皮膚にあるのか、脳の皮膚感覚野にあるのかはわかりませんが、まず皮膚感覚の低下によって身体のイメージに異常が生じ、それが原因で、実際には普通に食事をして保つべき身体であるにもかかわらず、「食事をすべきではない」という意識が、摂食障害を引き起こしたのではないか。健常者では意識されることはありませんが、実は私たちの皮膚は常に、健康であるべき身体の形のメッセージを脳にもたらしていて、それが食事の量に変化を及ぼしているのかもしれません。

もしそうなら、逆に皮膚を引っ張り伸ばすような工夫をすれば、もう一つの摂食障害、過食症が治るのではないか、と推測して、医学系のデータベースを調べてみましたが、残念ながらそういう実験報告は見当たりませんでした。

親から子への皮膚感覚の影響――ラット・マウスの実験

私たちの遺伝子の構造は、環境の影響で変化します。例えば紫外線がＤＮＡの構造を乱し、癌を引き起こしたりするのです。あるいは利根川進博士が発見したように、私たちの免疫システムは、外部から侵入した異物それぞれに対処するために、遺伝子を組み替えます。

これまで、私たちの身体に生じたそのような遺伝子の変異は、次の世代には受け継がれないと考えられてきました。ところが、日本の理化学研究所で行なわれたショウジョウバエを使った研究で、二代続けてストレスを受けた場合、それが三世代以降にずっと遺伝していくことが確認されたのです。例えばＤＮＡを維持しているタンパク質の構造に熱などの刺激が加えられると、その変異は次世代に受け継がれるのです。つまりＤＮＡの配列に変異がなくとも、それを維持するタンパク質構造が変化すると、ＤＮＡの情報からタンパク質が作られる過程に変化が起きる。その変化が世代を超えて伝わることが確認されたのです（Seong KH. 2011. Cell 145 : 1049–61）。

生まれて間もない赤ん坊にとって、母親の皮膚との接触は重大な意味を持ちます。生まれて間もないラットには、ほとんど毛が生えていません。そのため、その時期の母親とのスキンシップは、その後の成長にも重大な影響を及ぼすようです。カナダのマギル大学のミーニー博士らはこの一〇年以上、ラットやマウスを使って、生後間もない時期の接触が、子供の脳の発達に及ぼす影響を様々な角度から研究しています。

新生児の時、親、あるいは同じグループのメスによって皮膚をきれいにされたり、なめられたりした「愛育」ラットは、成長してから自分の子供に対しても、同様の世話をします。しかし母親からも他のメスからも、そのような世話をされなかった「放置」ラットは成長後、自分の子供の世話をしません。

そのような「放置」ラットでは、脳におけるグルココルチコイド（ストレスホルモン）受容体の数が少なく、副腎皮質刺激ホルモン放出ホルモン（ストレスホルモンの放出を誘導するホルモン）の量が増えていました。これはＤＮＡに障害がもたらされたためではなく、グルココルチコイド受容体を作るＤＮＡがいわばロックされた状態になったためであることが確認されました（ＤＮＡのメチル化という）。

グルココルチコイドは人間ではコルチゾールと呼ばれ、精神的なストレスを受けた時、血中に放出されます。その受容体では、いわばグルココルチコイドが鍵の役割を果たしていて、その受容体にくっつくとスイッチが作動して、様々な生化学反応を開始するのです。グルココルチコイドが受容体に結合するとストレス応答が起きますが、グルココルチコイドが増えすぎると、受容体から「もうグルココルチコイドを作るな」という指示がでます。ところが、その受容体自体の数が少ないと、グルココルチコイドの分泌が止まらず、消化器潰瘍や脳へのダメージなどが起きてしまうのです。「放置」ラットはいわばその状態になってしまったのです。

これらの結果は、新生児の時に、なめたり身体をきれいにしたりされて世話を受けることが、ストレス応答のための脳回路形成に重要であることを示しています。そして、そのような世話を受けずに成長した「放置」ラットは、おそらくは脳構造の異常から、自分の子育ても不完全になることを示唆しているのです（Francis D. 1999. Science 286 : 1155–8）。

また、ランダムに選んだラットの中で、なめるなどの子育て行動をより熱心に行なったメスは、脳の中で本能や生理機能を担うと考えられている内側視索前野、外側中隔などの領域でオキシトシン受容体の数が多いことがわかりました。子育て熱心なラットにオキシトシンはかねてより子育て行動に必要なホルモンだとされています。オキシトシンの働きをブロックする薬剤を投与すると、子育て行動が他のラットと変わらなくなりました。つまりオキシトシンが受容体に結合することが、子育て行動を始めるために必須なのです。このオキシトシンを使う子育て誘導システムが構築されるためには、エストロゲン（女性ホルモン）が必要であることも確認されました。しかしその子育て誘導システムの構築にも、子供の時の母親の世話が必要らしいのです。

子供を生んでいないラットにエストロゲンを投与すると、子育て熱心な母から生まれた「愛育」ラットでは脳内の内側視索前野、外側中隔のオキシトシン受容体へのオキシトシンの結合の数が増えましたが、子育てに不熱心な母から生まれた「放置」ラットについては、エストロゲンの効果はありませんでした。「愛育」ラットではエストロゲンによって正常にオキシトシン受容体が増えるのですが、「放置」ラットではいくらエストロゲンが与えられてもオキシトシン受容体ができない。言い換えれば「放置」ラットではオキシトシンによる子育て誘導システムが構築されないのです。これらの結果は、新生児の際の母親の子育て行動が、その後メスが成長する際、脳の中でエストロゲンに対する応答を正常に保ち、オキシトシンによって誘導される子育て行動が順調に発揮されるようにすることを示しています。つまり良い母親になる娘は、子育て熱心な母によって作られるのです（Champagne F. 2001. Proc Natl Acad Sci USA 98 : 12736-41）。

またマウスに電気ショックによるストレスを与える実験では、母親からなめたり身体をきれいにされたりした「愛育」マウスでは、そうされなかった「放置」マウスより、電気ショックを与えた後、怖れを示す行動、例えば伏せてしまったり硬直したりという行動が少ない傾向も見出されました。見方を変えると、「愛育」マウスは怖がることが少ないと言えるのです。この仕組みを調べるために、脳の神経活動のマーカーであるcFos（必要なタンパク質を作る際のスイッチ）の量を調べると、ショック後のcFosの量は、「愛育」マウスの方が多いという結果が得られました。これはショックに対応して、脳が活発に応答したことを示しています。つまり、ショックに備える脳の回路が、「愛育」マウスで速やかに形成されたことを示していると考えられます。

さらにショックを与えて二時間後の脳の中のcFosの分布を調べると、「愛育」マウスと「放置」マウスとで異なる分布を示していました。つまり、この段階で「愛育」マウスと「放置」マウスのショックに対応する脳の構造が変わってしまったのです。これらの結果から、新生児マウスに対する親の接触、なめたり身体をきれいにするなどの世話は、恐怖に対する行動を制御する脳の回路を形成することにも役立っていると考えられます（Menard JL. 2004. Neurosci 129 : 297-308）。

親から子への皮膚感覚の影響——人間の場合

新生児期の環境が脳に及ぼす影響について、ラットやマウスを使った実験で様々な現象が証明されてきましたが、人間の場合ではどうでしょうか。これについては次のような報告があります。

脳の中の海馬と呼ばれる部位が小さいと、様々な精神的疾患が生じることが明らかにされています。海馬はまた、記憶や学習に寄与する部位でもあります。生まれたばかりの時には体重と海馬の大きさには相関がありますが、その後の過程で海馬の成長の速さは違ってくるようです。四四名の成人（女性二三名、男性二一名）を選び、一六歳に至るまでの親との関係を自身に語ってもらい、母親の手厚い世話を受けた群と、世話を受けることが少なかった群に分けました。そして出生時の体重と、大人になった現在の海馬の大きさとの相関を調べたのです。

すると女性について、母親の手厚い世話を受けることが少なかった群（一二名）では、出生時の体重と現在の海馬の大きさとの間に正の相関がありましたが、母親の手厚い世話を受けた群（一一名）では、出生時の体重と現在の海馬の大きさとの間に相関はありませんでした。男性については、いずれの群についても相関がありませんでした。この結果は出生後の母親の手厚い世話が、特に女性の脳機能の発育（海馬の成長）に大きな影響を持つことを示唆しています。つまり女性の場合、生まれつき海馬が小さくても、母親の手厚い世話で普通のレベルに成長するということです（Buss C. 2007. J Neurosci 27 : 2592–5）。

前に述べたように、出生後、親や同じグループのメスから十分な世話を受けられなかった場合、DNAのメチル化が起こります。いわばDNAがロックされてしまい、必要なタンパク質が作れなくなるというラットで観察された現象では、ストレス耐性が低下することも確認されています。それでは人間の場合はどうなのでしょう。

これについては人間、それも自殺者の脳のメチル化の程度が調べられています。この調査は特に幼少期に虐待や育児放棄され、海馬の大きさが小さく、認識機能障害を持っていた自殺者について行なわれました。その結果、タンパク質の合成に関わるｒＲＮＡのメチル化が、海馬において正常者の二倍、起きていたことが確認されたのです（McGowan PO. 2008. PLoS One 3 : e2085）。

さらに自殺者の中で、幼児期に虐待を受けた群と、虐待を受けていない群とを比較したところ、前者の場合、海馬におけるストレスホルモン受容体（グルココルチコイド受容体）の発現に障害があることが見出されました。一方、虐待を受けていない自殺者と、正常者との間では差は認められませんでした（McGowan PO. 2009. Nat Neurosci 12 : 342–8）。

このような研究結果を見ていると、幼少期に虐待を受けたり、あるいは育児放棄されたりすると、回復不能なダメージを脳に受けてしまうように思われ、やりきれない気分になりますが、大人になってから、そのダメージを回復することができるかもしれない、という実験結果もあります。

新生児の際の「育児放棄」でストレスに対処するための受容体が作動しなくなった大人のラットに、ＤＮＡのメチル化を外す薬剤を与えると、ストレスホルモンの受容体の数は正常に戻り

(Weaver IC. 2005. J Neurosci 25 : 11045–54 ; 2006. Proc Natl Acad Sci USA 103 : 3480–5)、さらにストレス耐性も上昇したというのです。新生児期、幼児期の環境によって引き起こされた脳のダメージは、ある程度大人になってからでも修復できることを示した興味深い実験です。

ところで『心臓を貫かれて』(マイケル・ギルモア著　村上春樹訳　文藝春秋)という本があります。自ら死刑を望んだ殺人犯の物語で、著者はその弟です。翻訳者のあとがきの言葉を借りれば「トラウマのクロニクル」と言うべき記録で、育児放棄あるいは幼児虐待を受けて成長した人間が、呪いに取り憑かれたように、世代を超えてその行為を繰り返すという実話です。翻訳者はこうも語っています。「ある種の精神の傷は、一定のポイントを越えてしまえば、人間にとって治癒不能なものになる。それはもはや傷として完結するしかないのだ」

前述のラットを使った実験は、世代を超えた「トラウマのクロニクル」が存在しうることを示唆しているように思われます。物質的に貧しいとは言えない今の日本で、ときおり報じられる幼児虐待のニュースを見ていると、私たちの社会にも「トラウマのクロニクル」が潜んでいるのではないかという気がしてきます。

現代の生物学が、その可能性を実験科学的に証明したことを真摯に受けとめ、もし世代を超えた呪いのようなクロニクルが存在するのであれば、その連鎖を断ち切る努力がなされるべきでしょう。

新生児期、幼児期の「皮膚体験」は、その後の脳の成長、そして性格や行動にも大きな影響を及ぼします。新しい命が世界に触れる経験は、大人になった私たちの想像を遥かに超える大きなものをもたらすでしょう。その時の幸福な、あるいは不幸な皮膚体験は、当事者だけでなく、次の世代にも受け継がれてしまうのです。

とはいえ現実には恵まれない境遇で幼少期を過ごしたにもかかわらず、人格的に優れた人もたくさんいます。遺伝子が全てを決めるわけではありません。イギリスのロンドン大学のカスピ博士の研究チームは、うつ病になりやすい遺伝子を発見しました。しかしその遺伝子を持っていたからと言って、全ての人がうつ病になるわけではないことも、このチームは指摘しています(Caspi A. 2003. Science 301 : 386–9)。つまり遺伝的な素因と、その後の人生で受けるストレスとの兼ね合いでうつ病の発症率が決まるのです。また、アメリカのソーク研究所のゲージ博士とカリフォルニア大学サンディエゴ校のモートリ博士は、大人になっても環境によって海馬の遺伝子の組み換えが起きることを示唆しています(Muotri AR. 2009. Hippocampus 19 : 1002–7/Gage FH. 2012. Sci Am 306 : 26–31)。

私たちはラットではありません。仮に不幸な幼少期をおくって脳構造にその影響が残ったとしても、あるいはうつ病になりやすい遺伝子を持っていても、その後の生きかたの選択によって、幸福な人生を得ることができるのです。それには周囲の理解も必要でしょう。人格に影響する遺伝子変異の存在が、遺伝子による差別につながってはいけません。そうではなく、様々な遺伝的素因を持った人間がいることを理解し、それぞれが抱える問題を助け合って解決することが人間社会のあるべき姿だと思います。

なぜ、皮膚感覚は人間の心や身体に大きな影響を及ぼすのか

安部公房氏の『第四間氷期』(新潮文庫)で、今で言うなら遺伝子操作によって水棲動物を作る研究に没頭している研究者が語っています。

——人間の情緒が、多分に皮膚や粘膜の感覚に依存していることは了解していただけるでしょうな? たとえば、「ぞっとする」「ざらざら」「ねばつく」「むずむずする」……こう、ざっと並べただけでも、いわゆる体表面感覚が、いかにわれわれの気分や雰囲気の形容になっているかが分ります。

安部公房氏が様々に列挙したように、皮膚への刺激が、人間の心理、生理、あるいは発達に重大な影響を及ぼすことは明らかです。それはどうしてなのでしょうか。

私は人間が体毛を失ったことが、その理由の一つではないかと考えています。

サルも「皮膚感覚」でコミュニケーションをはかることがあります。いわゆる「毛づくろい」です。「毛づくろい」に重要な関わりを持つ物質がβエンドルフィンです。これが脳内で増えると多幸感をもたらすと考えられています。より詳しく言えばβエンドルフィンは、脳の報酬系(快感をもたらす部位)に作用する物質なのです。マラソンなどで知られるいわゆる「ランナー

ズハイ」にも、このβエンドルフィンが関与していて、「脳内麻薬」と俗称されることもあります。これはアヘンの成分であるモルヒネが作用する神経受容体が、βエンドルフィンの受容体でもあるためです。

さて、飼育されているサルも互いに毛づくろいをします。ところが彼らにモルヒネを注射すると、毛づくろいをしなくなるのです。モルヒネがβエンドルフィン受容体に作用したので、毛づくろいをしなくても「ハイ」になったからだと考えられます。逆にβエンドルフィンの受容体をふさぐ薬剤を注射すると、βエンドルフィンがあっても快感を得ることができなくなり、その結果、毛づくろいの頻度は高くなります。毛づくろいをしてもらって「ハイ」になりたいのに「ハイ」になれない。そのため、もっともっと、と毛づくろいを乞うという次第です。この実験から、イギリスのケンブリッジ大学のケヴァーン博士らは毛づくろいがサルに快感をもたらしていると結論づけました (Keverne EB. 1989. Psychoneuroendocrinology 14 : 155–61)。

毛づくろいが快感をもたらすのには理由があるようです。何かを自発的に学ぼうとする時、快感を伴うと、その学習の効率が上がります。サルに学習させる時、正しい答えを示した時だけ、人間がサルの顔、首、頭を毛づくろいしてやると、その学習効率が高くなっていました。このことからサルの集団の中での社会性の維持やそのための学習に、毛づくろいが重要な役割を果たしている可能性があります (Taira K. 1996. Physiol Behav 59 : 1189–92)。

さて人間について考えてみましょう。後で詳しく述べますが、人類は一二〇万年前、体毛を失い裸になったと考えられています。一方、人類がコミュニケーション手段の中心である言語を持つようになったのは早くても二〇万年前だとされています。毛づくろいしあう体毛を失い、現生人類のような言語を持つまでの一〇〇万年の間、私たちの祖先はどのようなコミュニケーションの手段を持っていたのでしょうか。

類人猿の進化で顕著な変化を示しているのが、大脳の表面を覆う新皮質と呼ばれる部分です。この部分は高度な思考や言語能力に関係していると考えられています。当然、進化による脳機能の向上に伴って新皮質も大きくなると予想されます。脳全体に占める新皮質の割合は、ゴリラで二・六五パーセント、チンパンジーで三・二パーセントであるのに対し、人間では四・一パーセントです。ロンドン大学のダンバー博士は、霊長類の新皮質の割合と群れの大きさに相関があり、また群れの大きさと毛づくろいに費やす時間との間にも相関があることを指摘し、その点から言えば、人間はチンパンジーの倍以上の毛づくろいを行なってしかるべきであると、結論づけています。もちろん現実はそうなっていません。ダンバー博士によれば、人間は毛づくろいの代わりに、おしゃべり、とりわけ人の噂話などを行なって、社会性を維持しているといいます（Dunbar RIM. 1993. Behav Brain Sci 16 : 681–735)。なるほどこれは現代人にもあてはまることかもしれません。ツイッターやブログは毛づくろいの代償行為なのでしょう。しかし繰り返しますが、一〇〇万年の間、人間の祖先は毛づくろいもできず、おしゃべりもできなかったのです。

身振り手振りがコミュニケーションの手段であった可能性はあります。あるいは現生人類のように調整された言語は使えなくとも、「吼(ほ)え声」や「叫び声」をコミュニケーションに用いていたのかもしれません。しかしそれならサルでもできます。

裸になった人類の祖先にとっては、様々なスキンシップがコミュニケーションの手段、あるいは学習の手段になっていたという可能性はないでしょうか。

欧米では人に会った時、挨拶にまず握手をします。そしてさらに親しい場合には抱擁し、頬をすり合わせることさえあります。これは遠い昔、皮膚感覚を通じてコミュニケーションしていた名残ではないでしょうか。エドワード・ホール博士は『かくれた次元』（日高敏隆・佐藤信行訳みすず書房）で、若い女性が男性の皮膚温の変化に敏感であることを指摘し、彼女たちが男性の情緒を皮膚温から察知できると指摘しています。

さらに後で述べますが、皮膚表面の電位は精神的な状態によって大きく変動します。これを利用したものにウソ発見器があります。皮膚表面電位は、ラット、ネコ、イヌ、サルに比べて人間の値が最も大きく（『皮膚電気活動』新美良純・鈴木二郎編　星和書店）、また人間の皮膚表面は電位変化にも敏感です。言葉を駆使できるようになるまで、人間は触れ合うことによって相手の気分や意識を察していたのかもしれません。

ラットの新生児が母親のケアで脳の回路を形成していくことを述べました。ラットの新生児も体毛がありません。裸であるということは、より強くあるいは繊細に皮膚への刺激を受けるということです。直接の接触だけではありません。そよ風を感じ、日差しを感じる。まだメカニズムは明らかにされていませんが、爆発などに伴う音を、皮膚は耳より早く感じているかもしれません。光を、その色の変化さえも、裸の皮膚は感じているかもしれません。環境の電場や磁場の変動を感じている可能性もあるのです。これらの事例については後で詳しく述べます。

人類は言語を獲得し、さらには文字を発明して、私たちは皮膚感覚の存在を忘れてしまっているようにも思えます。しかし、皮膚への刺激は、私たちの心や生理状態に少なからぬ影響を及ぼしていると考えられるのです。

第2章　人間の皮膚ができるまで

私たちには、毛の無いむきだしの皮膚は見慣れたものですが、他の動物、とくに哺乳類の中では、体毛の無いことは際立った特徴といえるでしょう。哺乳類の中でも、もっとも人間に近いサルと比べても、その構造や機能は大きく異なっています。この章では、その違いについて、そして人間の特異な皮膚がどのような過程で作られてきたのかについて、考えてみます。

人間はなぜ体毛を失ったか

人間の脳の進化については様々な研究が行なわれています。遺伝子解析の結果、人間とチンパンジーとの間には遺伝子配列にさほど差がないことがわかりましたが、脳の研究者に言わせればそれは著しい差異ということになります。確かに、他の臓器はさておき、脳については、構造もその大きさも人間の脳はチンパンジーのそれと大きく異なります。

もう一つ、人間とチンパンジーとの間で、目に見える違いがあります。それは、皮膚です。霊長類と呼ばれる多くのサルの仲間で、人間だけがほとんど毛の無い皮膚を持っています。違いは毛の多少だけではありません。分泌される脂、皮脂の主成分が異なっているのです。ネズミもネコもイヌも、そしてサルでは類人猿と呼ばれて人間に近い存在であるチンパンジーも、皮脂の主成分はコレステロールです（Nicolaides N. 1968. J Invest Dermatol 51 : 83–9）。一方人間では、スクアレンという脂質が皮脂の組成の多くを占めています。

コレステロールとスクアレンの違いは水のはじき方です。スクアレンの方が水をはじきます。言い換えればウォータープルーフの性質が強いのです。様々な哺乳類の皮脂を調べてみると、人間以外ではカワウソとビーバーとモグラがスクアレンを皮脂として分泌しています（Stewart ME. 1991. Adv Lipid Res 24 : 263–301）。毛が無い人間、水の中を生きるカワウソやビーバー、泥にまみれるモグラが、ウォータープルーフなスクアレンを皮膚に塗りつけているのは、環境に適応するためだといえるのかもしれません。

後で詳しく述べますが、人間の皮膚のバリア維持機能は実に精密にできています。その人間の皮膚の原型とでもいうべきものはカエルに認められます。カエルは皮膚の色を決めるメラニン細胞も持っています。南米の樹上に棲むソバージュネコメアマガエルは皮脂腺を持ち、皮脂を分泌します。おそらく皮膚の乾燥を防ぐためだと思われますが、それを後ろ足で全身に塗りたくるのです。スキンケアの元祖ですね。このカエルの皮脂の組成はワックスエステル、トリグリセライド、コレステロールで、哺乳類の皮脂とほぼ同じになっています（McClanahan LL. 1978. Physiol Zool 51 : 179–87）。

爬虫類では、粘膜上の皮膚はうろこに覆われています。それがやがては羽毛に進化し、あるいは毛に進化したのです。最近の研究では、恐竜の多くが羽毛を持っていたことが報告されています。羽毛は空を飛ぶためではなく、まずは保温や防御のために役立っていたらしいのです（Xu X. 2004. Nature 431 : 680–4）。

毛の歴史はよくわかっていません。残念なことに毛や皮膚が化石として残ることは極めて稀だからです。ただ現存する哺乳類で初期の哺乳類に似た、例えばネズミなどを見ると、大抵、毛に覆われています。多分、哺乳類はかなり初期から濃い体毛に覆われていたのでしょう。

さて人間について考えてみましょう。人間の身体が毛に覆われていないことについては、様々な説が現われては消えていきました。デズモンド・モリス博士の唱える、生殖器を目立たせるためという説（だったら全身を無毛にする必要はない）や、人間は水辺で進化した、だからクジラやイルカのように毛が無いという説（カワウソやビーバーには毛があるではないか）などです。比較的新しいところでは、人間がサバンナで直立歩行を始め、かつ脳が大きくなったからだという説をホイーラー博士が主張しています（Wheeler PE. 1984. J Hum Evol 13 : 91–8）。直立すると頭が直射日光を浴びることになります。それを防ぐために頭髪は必要で、さらに脳は熱に弱いので、汗をかいて身体を冷却するという方法を獲得したというのです。汗の蒸発で身体を冷やすには体毛は邪魔になります。

チンパンジーやボノボの地肌が何色かご存知でしょうか。白いのです。アフリカに現われた最初の人類には、メラニン細胞によるメラニン色素の合成も必須であったに違いありません。なぜなら体毛が無くなれば直接紫外線を浴びることになります。メラニン色素によって肌を黒くすれば紫外線を防御できるからです。しかし現生人類の肌の色は様々です。その理由についてジャブロンスキー博士は、メラニンによる紫外線の防御と、ビタミンDを合成するのに必要な紫外線量のバランスを地域によって変化させる必要があったためであると考えています（Jablonski NG. 2000. J Hum Evol 39 : 57–106）。骨を作るのに必要なビタミンDは表皮で紫外線を受けて合成されるのです。

近年では、紫外線は皮膚癌を起こしたりする、ろくでもない代物とされていますが、全く光を浴びないと、骨の形成に異常をきたします。ビタミンDは表皮で合成され、その際、適度な紫外線が必要なのです。そのため太陽光線が弱い北欧などでは、むしろより多く紫外線を浴びなければなりません。その環境に適しているのは透き通るような白い肌、メラニン色素が少ない皮膚です。

逆に太陽光線が強い地域では紫外線の害が大きくなるため、メラニンのフィルターが必要になって、皮膚は黒くなるのです。現在は人類の祖先がアフリカの大地溝帯で生まれたという説が主流になっています。そこで体毛を失った人間の祖先の皮膚の色は黒かったと考えられます。やがて白い皮膚の個体が、おそらくは偶然発生し、その皮膚に適した環境を求めてアフリカ大陸を出てユーラシア大陸、さらにその北を目指していったのではないでしょうか。あるいは北に向かった中から白い皮膚の個体が選択的に生き延びたのかもしれません。

サルから人間になるためには、皮膚の上でも実に様々な変化を起こさなければならないように思えます。ジャック・モノー博士の『偶然と必然』（前出）以来、進化は遺伝子の偶然の変異、そしてそれが生き残りに役立つか否か、それによってその変異が残るかどうかだけで記述できる、ということになっています。そこで問題になるのが、その確率です。例えば皮膚について考えてみても、サルから人間になる際、体毛を無くし、コレステロールをスクアレンに変え、メラニンをたくさん合成しなくてはなりません。それらの変化各々に遺伝子の偶然の変異が起きたのでしょうか。一つ一つの遺伝子変異が偶然に起きることはあるとしても、それらの一連の偶然が都合よく一度に起きる可能性は極めて低いのではないでしょうか。

私も長らくこの問題について考えてきましたが、いまだにすべてを説明できる答えは思いついていません。ただ、皮脂の成分であるコレステロールとスクアレンの合成経路を眺めていて、ふと気がついたことがあります。スクアレンはコレステロールの「原料」なのです（Stewart ME. 1991. Adv Lipid Res 24 : 263–301）。つまりコレステロールを合成する過程を途中で止めるとスクアレンができるということなのです。

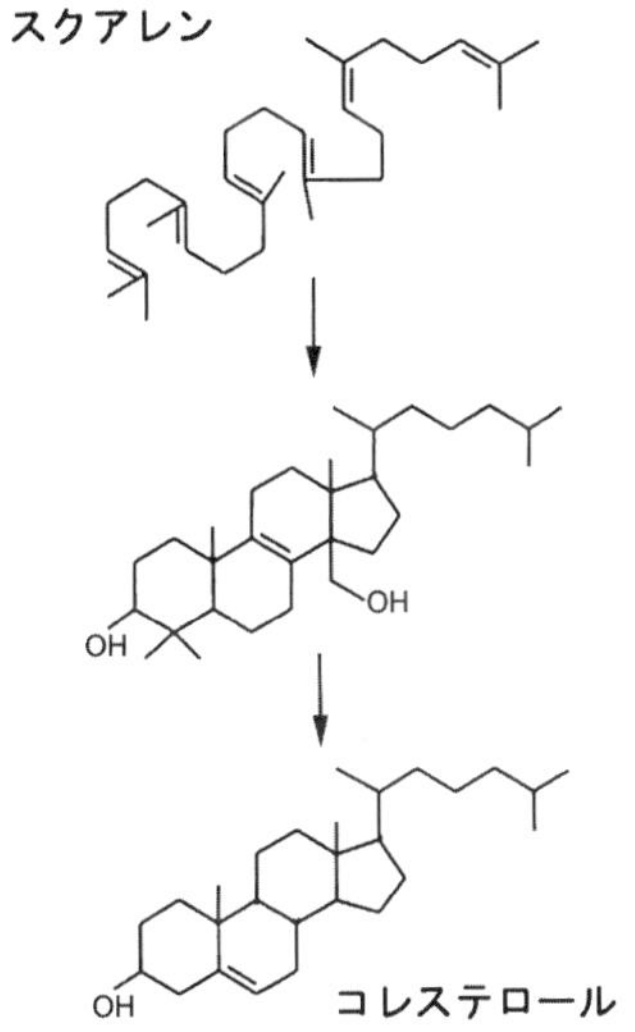

図1　スクアレンからコレステロールが合成される

コレステロールは多くの細胞に存在する脂質で、その合成経路は早い段階で確立されていたと考えられます。コレステロールを原料に、新しい脂質を作るように進化するためには、新しい合成経路のための酵素などを、遺伝子変異によって生み出さねばなりません。偶然にこれが起きる可能性は低い。しかし発想を転換して、コレステロールを合成するのを途中で止めたらどうでしょうか。これなら容易です。スクアレンからコレステロールを作り出す酵素系のシステムを黙らせればよいのです。

すでに存在する遺伝子の発現をストップさせることは、生まれた後によく見られる現象です。これはエピジェネティックスと呼ばれる現象で、前に述べた「メチル化」などによって遺伝子の一部が変異して、その遺伝子が設計図になるタンパク質を作れなくするるのです。前の章で述べたように最近の研究では、これが遺伝する可能性も示唆されています。

再びサルの皮膚が人間の皮膚に進化した過程を考えてみましょう。実は「進化」ではなく「退化」ではなかったのでしょうか。サルの皮膚を人間の皮膚にする際、新たにスクアレンを合成し、毛を無くし、メラニンを増やしたのではない。コレステロールの合成を途中で止め、毛を生やすのを止め、メラニン合成の抑制を止めたのではないか。つまり「退化」という形で「進化」したのではないでしょうか。

もともとサルが人間になったのは「幼形進化（ネオテニー）」ではないか、という指摘があります。古生物学者として有名なグールド博士の定義によれば、ネオテニーとは本来発育すべきものが遅延することによって生ずる進化です。人間はサルのネオテニーによって出現した種であるとグールド博士は主張しています。例えば人間の新生児はサルの未熟児に似ています。身体全体に比べて大きな脳、脊柱上の前方に展開した頭蓋骨、体毛が無い、という人間的特徴は、チンパンジーの胎児にも認められるのです。

人間は、あえて頭蓋骨が未熟な状態、小さな状態で子供を産みます。その後の脳の成長は他のサルより圧倒的に著しいのです。チンパンジーでは出生時の頭蓋容量は成体の四〇・五パーセントですが、人間では二三パーセントです。つまり人間の場合、生まれてから頭が大きく成長するのです。頭蓋が大きすぎると出産時の母体の負担が大きい。そのため人間は、脳の成長を出産後に延長することによって、成体においてはサルをはるかにしのぐ大きさの脳を得ることができた、というのです（『個体発生と系統発生』S・J・グールド著　仁木帝都・渡辺政隆訳　工作舎）。

人間の皮膚も、サルの皮膚の幼形進化ではないでしょうか。そう考えると、その「進化」は、さほど難しいものではなかったように思えます。

また人間が体毛を失った理由についていくつか紹介しましたが、それはどれでも構わないと言えそうです。少なくともジャック・モノー博士ならそう言うでしょう。手間のかからない「退化」した皮膚をたまたま持つことになった人間の祖先は、そのためにサバンナの炎天下でも汗をかいて身体と脳を冷やすことができ、あるいは生殖器を目立たせて異性を惹きつけることによって、子孫を増やせたのかもしれません。

皮膚の進化

最も古い生物はおそらく細菌でしょう。彼らは脂質からできた細胞膜で覆われていますが、これが最古の皮膚と言えます。進化が進んでゾウリムシなどの原生動物になると、その細胞膜は様々なセンサー能力を持つようになります。環境の変化、例えば水の酸性・アルカリ性の度合、あるいは塩分の濃度などを検知して、自分の生活に適した環境を選べるようになるのです。

やがて複数の細胞から構成される多細胞生物が現われます。最も簡単な構造を持つ多細胞生物はトリコプラックスという平べったい生物です。この生物はわずか三種類の細胞でできています。ナメクジのように移動するための脚、表皮、そして表皮と脚を区別する層状構造、その三層だけの動物です（Srivastava M. 2008. Nature 454 : 955–60）。トリコプラックスを見る限り、表皮は最古の「臓器」と言えそうです。この原始的な表皮がやがて複雑化し、環境変化を受容するシステム、感覚器を身体の表面に備え始めました。前述の原生動物の段階でも環境の化学的変化を検知するシステムを持っていましたが、例えばクラゲなどでは、圧力、温度、あるいは光を感じる装置が表皮に形成されているのです。

そして次の段階では、全身にばらまかれた感覚器が神経になり、それが増え絡まりあって神経網になり、やがてその一部が脳になったと考えられます。そんな神経網あるいは脳ができる前には、生物は体表で音や光を感じていたこともあったでしょう。爬虫類や多くの哺乳類では鱗や体毛で身体が覆われていますから、体表で環境の変化を感じることは難しかったはずです。しかし体毛を無くした人間の皮膚では、かつて機能していた体表の様々な感覚が復活したとは考えられないでしょうか。

つまり人間の皮膚はその祖先にくらべて、毛を失った分、特異な感覚を有するようになった可能性があるのです。後で述べますが、表皮には聴覚、視覚がある可能性もあります。しかし、これらも皮膚が毛に覆われていたのではその能力を発揮することはできません。毛を失ったことで人間が得たものは、多岐にわたっている可能性があります。すなわち、かつて遠い祖先が持っていた様々な表皮の機能を、再び有するようになったと考えられるのです。

いつごろ人類が体毛を失ったのかはわかりません。ただ体毛の消失に伴い、皮膚を黒くする必要性が生じたことを考えれば、メラニン合成系の遺伝子解析を行なえばよいことになります。ロジャーズ博士らはアフリカ人のMC1Rと呼ばれるメラニン合成に関わる遺伝子に注目しました。この遺伝子のアミノ酸変異はヨーロッパ人とチンパンジーには多いのですが、アフリカ人には全くありません。黒い皮膚で強い太陽光線を遮るためには必須の遺伝子なので、そのような環境下では変異があっては困るからでしょう。

そこでアフリカ人に共通するMC1R遺伝子の配列が出現した時期を遺伝子解析で推定したところ、一二〇万年前から発生していたことが判明しました。したがって皮膚が黒くなったのは一二〇万年前、体毛が失われたのはその前だと考えられます（Rogers AR. 2004. Curr Anthropol 45:105-8）。

ちなみに、人間の皮膚の構築に必要な遺伝子は相当古い時代に現われています。表皮を角化させ、それらをつなぎとめる遺伝子（Grainyhead-like 3）はハエにも存在していて、その遺伝子を欠くマウスでは皮膚バリア機能に異常が現われます。この遺伝子の成立は実に七億年前だと考えられています（Ting SB. 2005. Science 308: 411-3）。メラニン合成系や皮脂はカエルにも認められるので、カエルの出現した時期、おそらくカエルの最古の化石が発見されている中生代三畳紀（二億五千万年前）には、それらを整える遺伝子が出来上がっていた可能性があります（『両生類の進化』松井正文著　東京大学出版会）。

生命の誕生は約三七億年前だと考えられています。進化の長さを直感的に理解するために一億年を一メートルと考えると、生命誕生から現代までは三七メートル、その直線のスタート（生命誕生）から三〇メートルほど来たところ、ゴール（現代）まで七メートルの地点で皮膚バリア構造を形成するために必要な条件が整いはじめます。多様な多細胞生物が現われるのはそれから一メートル進んで、ゴールの手前六メートルの地点です。それはオーストラリアの六億年前の地層で発見されたエディアカラ生物群と呼ばれる平たい生物群、ひょっとすると前述のトリコプラックスのような簡単な構造を持っていた生物です。それから少し進んでゴールまで五・四メートルに達した時、「カンブリア紀の大爆発」と呼ばれる現象が起きます。そこで劇的に多様なタイプの動物が出現するのです。考えてみれば、多様な動物が出現する前に、皮膚の基本構造を作るシステムが成立（表皮構築遺伝子の確立）していたのはもっともなことです。ちゃんとした皮膚がなければ多様な動物の設計は困難だからです。

そしてゴールの二・五メートル手前になるまでに、人間の皮膚の色や皮脂の基礎になる仕組みが出来上がりました。そして人類が体毛を失ったのはゴールの手前、わずか一・二センチメートル（メートルではありません）地点なのです。サルの皮膚が人間の皮膚になるという変化が、生命の歴史からすると実に短い期間であったことがわかります。偶然による新しい遺伝子の出現で体毛を無くしメラニンを増やしスクアレンを分泌するようになるためには、あまりにも時間が足りません。つまり、それまでに既に存在していた遺伝子を調整して、人間特有の皮膚を作ったと

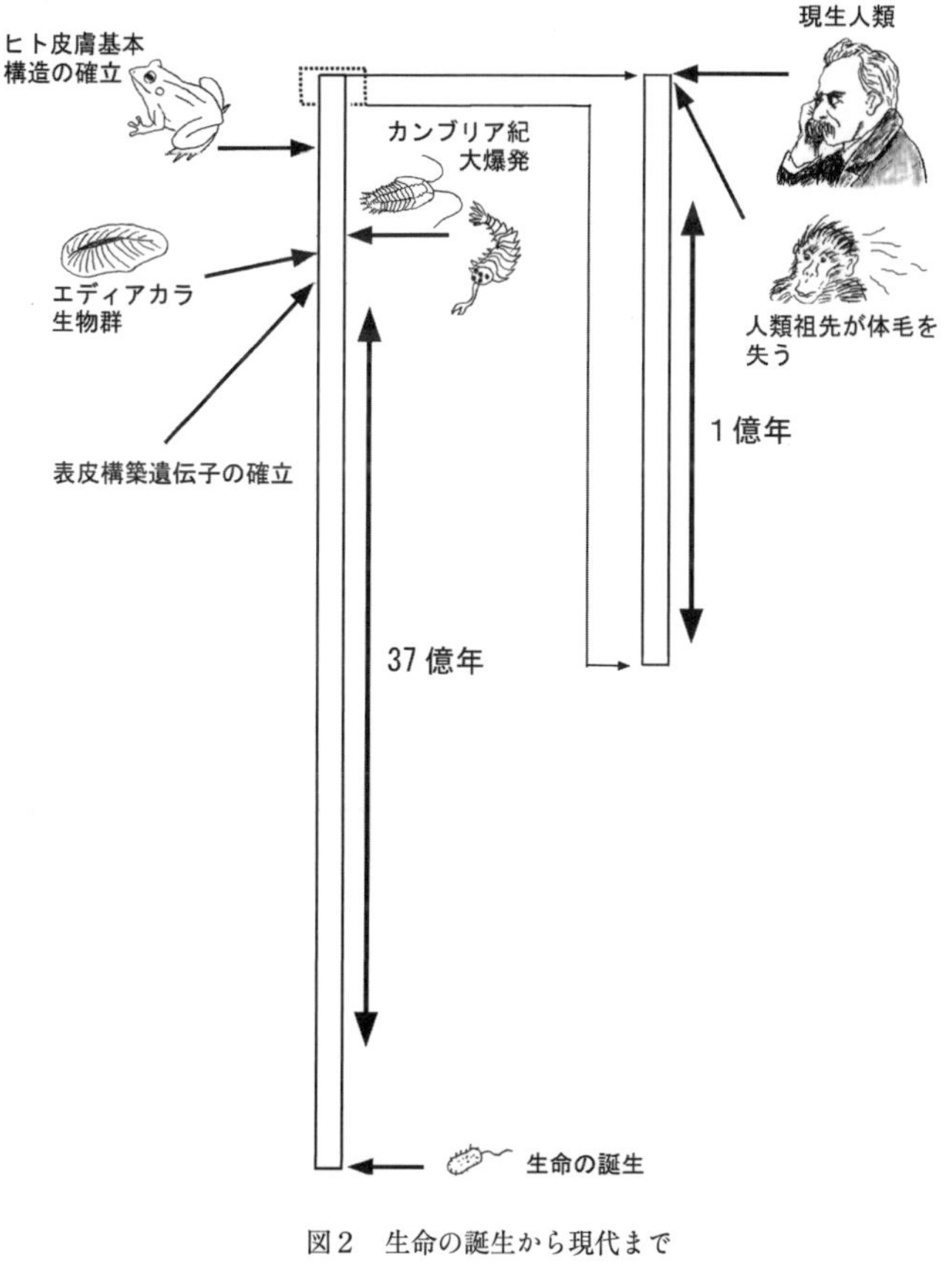

図2　生命の誕生から現代まで

考えざるを得ないのです。

衣服をまとうようになったのは、ずっと後のことでしょう。人間に寄生するシラミには、頭に棲む種と身体に棲む種があります。身体に棲むシラミは現代では専ら衣服に棲みついています。そのため「コロモジラミ」という和名もついています。一方、チンパンジーのシラミは一種類です。

そこでチンパンジーシラミからヒトジラミの頭ジラミとコロモジラミの種が分かれた時期を遺伝子解析すれば、人類が衣服を着用するようになった時期がわかるのではないか、と考えた研究者がいました(Kittler R. 2003. Curr Biol 13 : 1414-7 ; 2004. Curr Biol 14 : 2309)。解析の結果、一〇万七〇〇〇年前以降に種の分化が起きたという結論に達しました。つまり、その研究者の仮説によれば、一〇万七〇〇〇年以前に人類は衣服をまとうようになったと考えられます。ミトコンドリア遺伝子の解析から、現生人類の祖先がユーラシア大陸に広がったのはおよそ七万年前とされています。寒い地方で生きていくためには衣服が必要です。まずアフリカで体毛を失った人類が衣服をまとう習慣を持つようになり、寒冷地での生存が可能になってから、ユーラシア大陸に移動し、さらに北上した、と考えると、シラミの種分化の時期は矛盾しません。

触覚についても人類は特異な進化を遂げてきたように思われます。化石を比較すると、脳の進化より、触覚の進化の方が先立つのではないかと思われます。その理由は、手の進化です。四〇〇万~三〇〇万年前に生息していた、人類の祖先であると考えられているアウストラロピテクス・アファレンシスの脳容積は、チンパンジーのそれと変わりません。しかしアウストラロピテクス・アファレンシスは既にチンパンジーに比べ、現代人に近い手の構造を有していました。チンパンジーはネジまわしを使えませんが、アウストラロピテクス・アファレンシスは親指、人差し指、中指でネジまわしをつまんでまわすことができたかもしれません。つまり脳より先に手が進化していたということになります (Marzke MW. 1992. Hand Clin 8 : 1–8)。

現生人類でも、触覚の解像度が高いのは手の指先と唇です。器用に使える手を持つことによって初めて、様々な触覚情報を得ることができます。人類の祖先は、まず物を丁寧に摑み、触ることができる手を持ち、その後、その手を使いながら脳機能を向上させていったと考えられます。言語を司ると考えられている遺伝子FOXP2は約二〇万年前に人間特有の配列になっています (Enard W. 2002. Nature 418 : 869–72)。この時期は現生人類の出現時期に近いのです (McDougall I. 2005. Nature 433 : 733–6)。

精密な指先を持つ手と、様々な感覚を有する裸の皮膚を得て、人間は他の動物には見られない、独自の進化を遂げてきたのでしょう。人間を特徴づけるのは何と言っても大きな脳ですが、脳の大きさを決める遺伝子のうち、マイクロセファリンは三万七〇〇〇年前に現在の形になり、ASPMという遺伝子に至っては、わずか五八〇〇年前に現在広く認められる形になったとされています (Evans PD. 2005. Science 309 : 1717–20/Mekel-Bobrov N. 2005. Science 309 : 1720–2)。およそ四万年前は、精密で多様な石器が作られるようになり、人類の文化が急速に発展したとされる時期です。さらにメソポタミア文明、エジプト文明の勃興はおよそ六〇〇〇年前です。いずれの場合も、脳の遺伝子変異が人類史に大きな影響を与えた可能性があります。

しかし、それら脳の大きさを決める遺伝子の出現に先立って、まず人間特有の皮膚、そして優れた触覚装置である器用な手が形成されたのです。様々な環境の変化を、裸の皮膚で敏感に感じ、より快適な生活環境を模索する。器用な手で、物に触れて、その仕組みや構造を理解する。そして初めは簡単な道具だったのでしょうが、次第に複雑で効果的な道具を作るようになります。それを使って生活をしながら、さらにより良い生活を望んで環境と向かい合っていったのです。そうして環境との相互作用が次第に複雑、精妙になり、その結果、より優れた知能をもたらす遺伝子に恵まれた者たちが生き残ってきたのでしょう。

第3章　皮膚の防御機能

人間の皮膚には様々な機能があります。しかし生物全体を見渡してみると、皮膚の最も重要な役割は、生体を環境変化から護る、防御システムとしての機能です。この章では人間の皮膚を中心に、その精妙な機能について述べます。

自律的防御装置としての角層

三島由紀夫氏の最後の短編小説「蘭陵王」(『鍵のかかる部屋』新潮文庫に収録)には、自身が自衛隊に体験入隊した時の、ふとした思いが綴られています。演習を終えて入浴している場面です。

私は全身の汗と泥を、石鹼の泡を存分に立てて洗いながら、皮膚というもののふしぎな不可侵に思いいたった。もし皮膚が粗鬆であったら、汗や埃はそこにしみ入って、時を経たあとは、洗い落そうにも落せなくなるにちがいない。皮膚のよみがえりとその清さは、その円滑で光沢ある不可侵性によって保障されているのだ。それがなければ、私たちは一つの悪い夢から覚めることもならず、汚濁も疲労も癒やされず、すべてはたちまち累積して、私たちを泥土に帰せしめてしまうであろう。

私は、この文章を綴っている時の作家の心情を想像してみます。「蘭陵王」では皮膚に関する記述は、この部分だけです。異常なまでに「肉体」に執着した文学者は、肉体が肉体として存在することの不思議に何度も思いを馳せたに違いないでしょう。長らく皮膚、とりわけ表皮のバリア機能の研究に携わってきた私でも、こういう感慨にふけることはあまりありません。

この三島氏の洞察は生物一般についてあてはまります。生物は何らかの境界で外部から区別されています。生物にとって外的環境と内的環境が存在することを最初に明言したのは生理学者のクロード・ベルナールでした。変転する外的環境にもかかわらず、生体は生存のための一連の生化学的プロセス、ホメオスタシスを維持しなければなりません（恒常性維持）。外的環境と内的環境を隔てるのが、生体表面にある境界です。単細胞の原生動物では細胞膜がその役割を果たしています。そして全ての多細胞生物は表皮を持っています。特に陸棲生物にとっては体内の水分が失われることは致命的であり、そのためのバリア機能が動物、植物を問わず確立されています。脊椎動物のバリア機能については、前述のようにヒトで認められる機構の大方がすでに両生類であるカエルにも存在し、長い歴史を持っていると考えられます。これらの境界（広義の皮膚と捉えられます）が失われれば、全ての生物はその機能を維持できなくなり、三島氏のいう、文字通

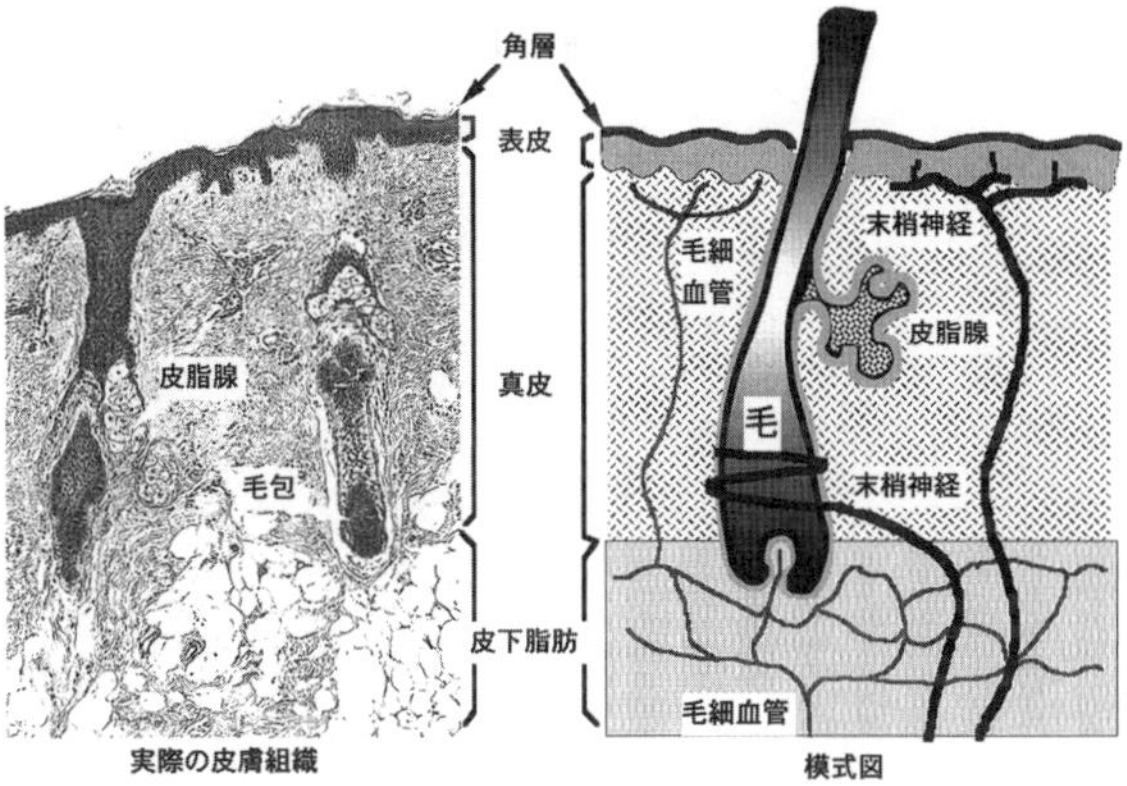

図３　皮膚の構造

り「泥土」になってしまいます。

生体内の水が失われるのを防ぐバリア機能は、皮膚の最表面にある角層と呼ばれる薄い層が担っています。角層は死んで硬くなったケラチノサイト（keratinocytes）とその間隙を埋める脂質（細胞間脂質と呼ばれる）によって構成されています。その構造はレンガとその間を埋めるモルタルに喩えられています。そしてそのような構造ゆえに、角層は同じ厚さのプラスチック並みの水の通しにくさを持っているのです。

ここで皮膚の構造について述べておきます。皮膚は最も表面にある薄い表皮と、その下にある厚い真皮に区別できます。真皮の下には皮下脂肪があります。表皮の厚さは身体の部位によって異なりますが、だいたい、厚さ〇・〇六〜〇・二ミリメートルです。真皮はコラーゲンなどの線維状のタンパク質によって形成されています。厚さは一〜四ミリメートルです。動物の革製品はこの真皮に防腐、柔軟化を施して作られます。真皮には、このコラーゲンなどを作る線維芽細胞、免疫や炎症に関与する肥満細胞（マスト細胞）などが点在しています。血管は真皮で網状に分布していますが（毛細血管）、表皮の中には入っていません。この血管から表皮へ栄養などがもたらされます。

繰り返しになりますが、表皮を構成する細胞はケラチノサイトと呼ばれる細胞です。表皮のいちばん深い場所でケラチノサイトの分裂が起き、新しい細胞が生まれます。その細胞は形を変えながら（分化）皮膚の表面に向かい、やがて自動的に死にます。死ぬ直前にケラチノサイトの内部にラメラ顆粒と呼ばれる脂質を含んだ粒が現われます。そしてその中身が細胞の死と同時に細胞と細胞の間に押し出され、細胞間脂質になります。

表皮に存在するケラチノサイト以外の細胞としては、表皮の底には肌の色を決めている色素を作る細胞であるメラノサイト、免疫系細胞であるランゲルハンス細胞があります。触覚に関与するメルケル細胞も表皮の最深部にあります。

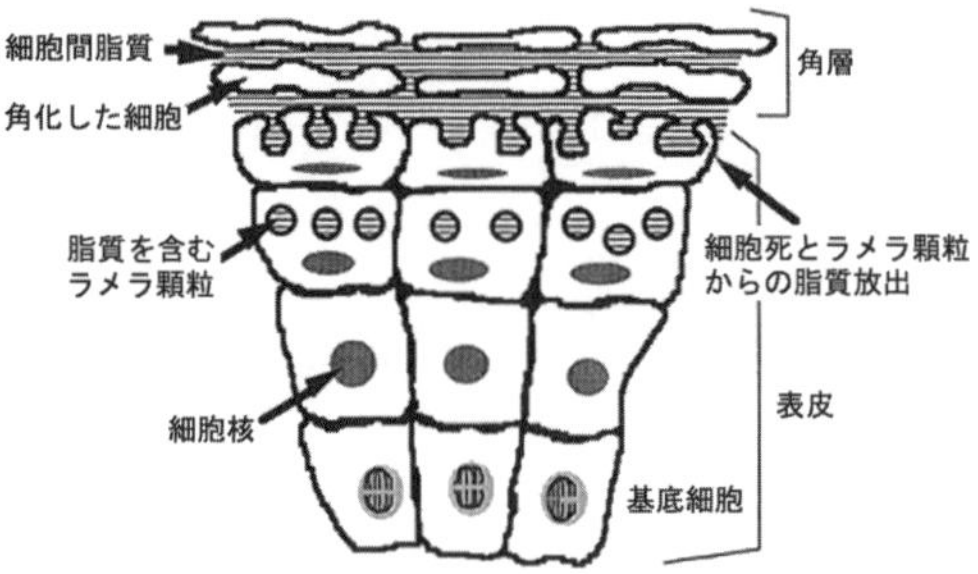

図4　角層が形成されるプロセス

角層の厚さも場所によってずいぶん違います。だいたい一〇～二〇ミクロン（一ミクロンは一〇〇〇分の一ミリ）と、ごく薄い層ですが、手のひらや足の裏、とくにかかとではミリの単位の厚さです。

角層はやがて垢となって剝がれ落ちていきます。表皮の底で細胞が生まれて表面にたどり着いて角層になってやがて垢となる、以上のプロセスは健康な皮膚では一定の速度、およそ一ヶ月間で絶え間なく繰り返されています。つまり角層は常に更新されているのです。

健康な皮膚では一定の速度でこの一連の更新が維持されています。興味深いのは角層のバリア機能が破壊された時です。角層バリアはセロテープで角層を無理やり剝がしたり、細胞間脂質をアセトンなどの有機溶媒で洗い流すことによって、簡単に破壊できます。バリア機能が破壊されると、その直後から、表皮最表層のケラチノサイトに蓄えられていたラメラ顆粒の放出が促進されます。これはバリア機能を早く回復させるための応急処置です。次いで数時間後から新しい脂質の合成が開始されます。バリア機能が完全に元に戻るまで、これらの措置が続けられるのです(Elias PM. & Feingold KR. eds. 2006. *Skin Barrier* Taylor & Francis)。

そういうわけで角層バリアは破壊されても自然に元に戻ります。ところがバリアを破壊した後、プラスチック膜など、水蒸気を通さない膜で皮膚を覆うと、この一連のバリア回復措置は起きなくなります。つまりラメラ顆粒からの脂質の供給も、新しい脂質の合成も止まってしまいます。当然ですがバリア機能は回復しません。ところが同じ膜でもゴアテックスのように水蒸気を通す膜で皮膚を覆った場合には、ラメラ顆粒からの脂質の供給、脂質の合成も滞りなく促進され、バリアは回復します。驚くべきことに、皮膚を切り出し、培養液に浮かべた状態でも、これらの応答が観察されます。

つまり表皮は、自らのバリアの状態をモニターしながら、ダメージを受けた場合にはその修復を行ない、それが元に復せばその急ぎの操作を通常のレベルに戻すのです。バリアを破壊されて

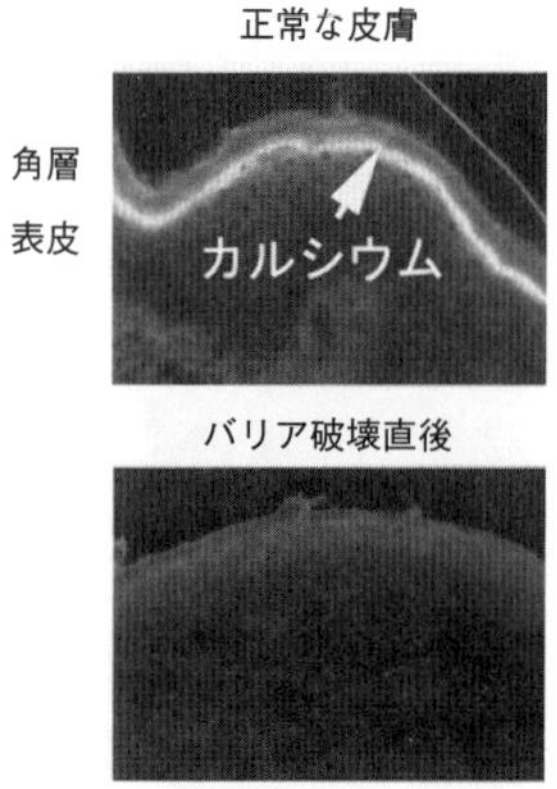

図５　正常な皮膚では表皮最表層にカルシウムイオンが集まっている。バリア破壊でカルシウムイオンは拡散する

も、水蒸気を通さない膜で覆われると、表皮は「バリアは回復した」とだまされて、バリア回復のための一連の作業が行なわれなくなるのです。そしてその判断は表皮の中で行なわれています（Elias PM. & Feingold KR. 前出）。

　この巧みなシステムを担っているのは、どうやら表皮の中のカルシウムイオンの分布、あるいはそれによって発生する表皮の電気的な状態のようです。健康な皮膚では表皮の最表層にカルシウムイオンが集まっています。バリアが破壊されると、集まっていたカルシウムイオンが拡散してしまいます。その後のバリア機能が回復すると、カルシウムイオンの分布も元に戻ります（Denda M. 2000. Biochem Biophys Res Commun 272 : 134-7）。

　興味深いことに、バリア破壊後、プラスチック膜で皮膚を覆うと、バリアも戻りませんし、カルシウムイオンの分布も元に戻りません。一般にイオンが空間の中で偏って分布すると電位差が生じます。これは濃淡電池と呼ばれます。健康な、つまり表皮最表層にカルシウムイオンが集まっている表皮では、深部を基準にすると表面は負（－）の電位を持ちます。バリアを破壊するとこの電位も消滅し、バリアの回復によって電位は復活します。プラスチック膜で皮膚を覆うことによってバリア機能が元に戻らない場合には、電位も戻らないのです（Kawai E. 2008. Exp Dermatol

17 : 688–92)。

バリア機能と電位

重要なのは電位なのか、カルシウムの分布なのか。これは難しい問題です。バリア破壊後、皮膚表面に負の電位をかけると、バリアの回復が早くなりました（Denda M. 2002. J Invest Dermatol 118 : 65–72)。この時、拡散していたカルシウムイオンも元のように表皮の最表層に集まっていました。この実験からは電位が主であるようにも思われます。

それではバリア破壊後、皮膚表面にカルシウムイオンを塗ればどうなるか。韓国の延世大学の李教授が実験しました。バリア破壊後、塩化カルシウムの溶液を皮膚に塗ると、どういうわけか、バリアの回復が遅くなったのです（Lee SH. 1992. J Clin Invest 89 : 530–8)。その後の精査な実験で、カルシウムイオンはラメラ顆粒からの脂質の分泌を抑えることがわかりました。

これまでの話と矛盾するようですが、表皮最表層ではさらに細かなプロセスが存在するのです。ケラチノサイトがラメラ顆粒を作り、死に仕度（?）をはじめるためには細胞内のカルシウムイオン濃度が高くなければならないのです。しかしラメラ顆粒から脂質を放出する際には細胞外のカルシウム濃度は低くなければならないことがわかりました（Menon GK. 1994. J Invest Dermatol 102 : 789–95)。

表皮最表層で濃くなったカルシウムイオンは、ケラチノサイトが死んで角層になる時、そのまま角層に取り込まれるのではなく、生きている細胞の層に戻されているらしい。角層のカルシウムイオン濃度は表皮最表層にくらべてずっと低いのです。結局、生理学的実験だけではカルシウムイオンが先か電位が先かわかりませんでした。

この謎を解くため数年前から、私たちは数学的な手法を使ったシミュレーションを行なってきました。その結果は最後の章で詳しく述べます。

バリア回復の日内変動

私たちの身体には日内変動と呼ばれるリズムがあります。サーカディアンリズムといわれることもあります。このリズムがきちんと作動していれば、朝は気持ちよく目が覚め、夜になると次第に眠くなります。このリズムを調整しているのは、脳の中でも最も古い時代にできた脳幹です。この部分が二四時間周期のリズムの源になっています。

ただ、この装置も外からの光の刺激（朝になれば明るくなる、夜になれば暗くなる変化）で調整されています。夜遅くまで蛍光灯が煌々と輝く部屋で大画面のテレビを観ていると、そのリズムが狂って、寝つきが悪くなったり、朝起きるのが辛くなります。

サンフランシスコで生活していた時、アパートの灯りが暗いのに初めは戸惑いましたが、サーカディアンリズムを正しく調整するには、夜間の照明は暗めにしておいたほうが良さそうで、それを考えた上でのことだったのかもしれません。私事で恐縮ですが、ウツに悩む私は、ささいなことでそのリズムが狂いがちです。そのため夜は早く床につき、朝はまず太陽に目を向け、天気の良い日の昼休みには、勤務先の周辺を太陽をちらちら眺めながら散歩するようにしています。

皮膚のバリア機能にも、そんなリズムがあるのではないか、と思い、実験してみました。男子学生に二日間、温度と湿度を一定に保った部屋で寝起きしてもらい、三時間おきにセロテープで角層バリアを壊してその回復時間を測定しました。深い眠りに落ちている夜中、無理やり起こされる学生さんも気の毒でしたが、測定者の私はぶっ続けの徹夜で、辛い実験でした。

そんな努力の甲斐あって、興味深いデータが得られました。角層バリアの回復速度にも日内変動があったのです。夜七時から一一時の間にバリアを破壊されると、他の時間帯に比べて回復が顕著に遅かったのです（Denda M. 2000. Br J Dermatol 142 : 881–4）。これは、普通の勤務、普通の就学で昼間を過ごしている人にとっては、ちょうど夕食から入浴ぐらいの時間帯でしょうか。ということは入浴時、あまりゴシゴシと皮膚を洗いすぎないほうが良いかもしれません。アトピー性皮膚炎の気（け）があって、いつも肌が乾燥気味の私は入浴後、保湿剤の入った乳液を顔だけでなく身体にも塗ってから床につきます。これだけでも随分、私の皮膚はおとなしくなります。

その他の防御機構

さて、皮膚は外部から生体を侵す病原菌が入ってくる危険に常にさらされています。皮膚のバリア機能は角層だけではありません。ここで、外部からの異物を識別する免疫系について簡単に説明しておきます。人間の免疫系反応には自然免疫反応と獲得免疫反応があります。自然免疫反応とは個体に生来備わっている感染に抵抗するシステムです。一方、獲得免疫反応は、自然免疫反応より侵入者の細かな差異を認識し、さらに重要なことにはその情報を記憶して、二度目にその異物が侵入してきた時、より効率よく排除するという高機能システムなのです。病原菌が侵入してきた時、まず病原菌を破壊したり食べてしまうのが自然免疫です。その後で特にしつこい病原菌にターゲットをしぼって攻撃するのが獲得免疫です。

自然免疫反応としては、天然の抗菌剤である抗菌ペプチド、あるいは唾液中にあって菌を消化する酵素であるリゾチーム、体内に侵入してきた菌を食べてしまう白血球の一つであるマクロファージと好中球、そしてウイルスの感染を防ぐインターフェロンがあります。特にマクロファージと好中球は、食べてしまった菌の特徴を獲得免疫システムに伝える役割も果たしています。いわば指名手配の写真を獲得免疫システムに渡すようなものです。

さらに、危険な病原菌に共通する因子を識別する免疫系があります。病原菌がテロリストだとすると、テロリストに共通する銃器を識別して、それを排除するシステムです。二〇一一年度のノーベル生理学医学賞の受賞対象となったＴｏｌｌ様受容体が、その役割を果たしています。この受容体は、人間などの生体には存在しないが病原菌に共通して存在する分子の断片を識別して、炎症反応を起こしたり、獲得免疫反応を作動させたりします。この受容体が最初に見つかったのはショウジョウバエでした。その後、魚類から人類にまで存在することが確認されました。つまりかなり古くからある防御システムだと言えます。ケラチノサイトはこのＴｏｌｌ様受容体もちゃんと備えています。

一方、獲得免疫にはB細胞、T細胞という二種類の細胞が関わっています。B細胞は骨髄で作られ、末梢リンパ組織で完成されるのですが、病原菌の特徴を把握すると、抗体と呼ばれるタンパク質を作ります。抗体は病原菌を選び出して結合し、前述のマクロファージや好中球などの白血球を呼び寄せて病原菌を排除します。T細胞は胸腺という臓器で個体を構成する分子とそうでない異物とを識別するように教育されます。そして異物を見つけると直接破壊したり、B細胞やマクロファージを動員して攻撃を続けます。個体の自己と他者を最も厳しく区別するのがこのT細胞のシステムです。そのため臓器移植の際の拒絶反応や、あるいはアレルギーの原因になることもあります（『標準生理学』第六版　本郷利憲他監修　医学書院）。

T細胞は全身を循環するものだと長い間信じられてきましたが、最近、皮膚に常在するT細胞の存在が明らかになりました。感染は毛穴を通じて起こることが多いのですが、皮膚のどこかがウイルスの感染を受けると、そのウイルスに対する識別能力、いわば記憶を持ったT細胞が、感染を受けた場所だけでなく、表皮と毛穴の表面に広がり定着することがわかったのです。

しかもこの表皮定着型T細胞は、全身循環型T細胞よりも優れた防御機能を持っています。全身循環型T細胞を持ってはいるが、表皮定着型T細胞を持っていないマウスのウイルス除去能力は、表皮定着型T細胞を持つマウスよりずっと低いことが確認されたのです。ウイルス再感染後二週間も経つと、表皮定着型T細胞を持つマウスではそのウイルスはほとんど検出できなくなりますが、全身循環型T細胞しか持っていないマウスでは一マイクログラムの遺伝子の中に数千から数万のウイルス性遺伝子が残っていたのです。表皮は免疫系の最前線として強力な防御能力を持っているのです（Jiang X. 2012. Nature 483 : 227–31）。

さてこの厳しいT細胞のシステムを作動させるのが、表皮にあるランゲルハンス細胞です。この細胞が外部からの異物を認識すると、直ちに全身の獲得免疫系を作動させます。いわば、その異物の指名手配写真を関係者に一斉送信するようなものです。その後は、その異物がどこから侵入してきても免疫系が総がかりで排除するのです。同様の細胞は、表皮同様、外界と接する気道や消化器表層にもあります。

二〇世紀の終わりごろ、物理的に水を通さない角層バリアや獲得免疫系バリアの他に、表皮がもう一つ防御機構を持っていることが発見されました。それが自然免疫系の抗菌ペプチドです。ケラチノサイトは抗菌ペプチドを合成するのです。発見のきっかけは、角層のバリア機能が低下している乾癬という皮膚病患者の角層でした。これが抗菌作用を持っていたのです（Harder J. 1997. Genomics 46 : 472–5）。

これまで述べてきた防御機構、角層バリア、ランゲルハンス細胞による免疫系、そして抗菌ペプチドは相補的な関係にあります。これは角層バリアを壊す実験でも確かめられています。角層が壊れると病原菌が侵入する可能性が高くなりますが、これを補おうとするかのようにランゲルハンス細胞の数が増え、抗菌ペプチドの合成量も増えるのです。プラスチック膜で覆うと、それらの変化もやはり起きません。角層バリアの時と同様、表皮が「バリアは大丈夫」とだまされるのです（Proksch E. 1996. Br J Dermatol 134 : 630–8/Aberg KM. 2008. J Invest Dermatol 128 : 917–25）。

このように表皮の防御機構は幾重にもほどこされていますが、弱点があります。それは精神的なストレスです。まず角層バリアの場合、ストレスを受けていると破壊後の回復が遅くなります（Denda M. 1998. Br J Dermatol 138 : 780–5 ; 2000. Am J Physiol 278 : R367–72）。次いでランゲルハンス細胞の数もストレスで減ります（Hosoi J. 1998. J Cutan Med Surg 3 : 79–84）。さらに抗菌ペプチドの合成もストレスで抑制されてしまうのです。ストレスを与えたマウスと普通のマウスに病原菌を塗布したところ、普通のマウスでは起きなかった感染症がストレスマウスでは激しく生じてしまったという報告を、私の恩師であるイライアス教授のチームが発表しました（Aberg KM. 2007. J Clin Invest 117 : 3339–49）。精神的に落ちこんでいると皮膚からの感染症も悪化する可能性があるということです。精神の健康と皮膚の健康もまた密接な関係にあるのです。

第4章　表皮機能の破綻とその対策

前章では、皮膚の精妙な防御システムについて述べました。この機能が正常に働いている限り、生体は外部の変化、あるいは細菌などの侵入に対しても、その機能を維持できるはずです。しかしながら、私たちを取りまく環境の変化、あるいは年老いることで、その機能が破綻することもあります。この章では、皮膚防御機能を破綻させる因子について述べます。

乾燥と皮膚

乾燥はお肌の大敵、とずいぶん昔から言われています。多くの化粧品がその保湿力の高さをうたっています。では乾燥は具体的に皮膚にどんな影響を与えるのでしょうか。

乾燥した環境に皮膚をさらす実験では見た目の変化はさほどありませんでした。むしろ一週間以上乾燥にさらされると、表皮でバリア機能を担う角層が分厚くなりました（Denda M. 1998. J Invest Dermatol 111 : 858-63）。摩擦刺激が続くと角層が厚くなってタコができ、摩擦に対する抵抗力が得られるように、乾燥環境にさらされ続けると、それに適応するためにやはり角層が厚くなるのです。

しかし現実には湿度が低くなる冬にバリア機能の低下が認められます。これはなぜでしょうか。その原因はどうやら私たちの生活環境の変化にあるようです。通常の湿度（四〇～七〇パーセント）で暮らしていて、その後、乾燥環境（一〇パーセント以下）に移っても、バリア機能に異常は起きませんでした。しかし高い湿度（九〇パーセント以上）の環境下で二週間過ごした後、乾燥環境に移ると、バリア機能の顕著な低下が起きました（Sato J. 2002. J Invest Dermatol 119 : 900–4）。この実験では、角層で保湿に関わっているアミノ酸の原料になるタンパク質の変化も観察しましたが、これも高湿度から乾燥環境へと急激な変化が起きた場合、一時的にそのタンパク質の減少が認められました（Katagiri C. 2003. J Dermatol Sci 31 : 29–35）。

アトピー性皮膚炎の患者数は過去数十年間増加していますが、日本だけでなく台湾でも欧米でも見られます。これについては免疫学的な考察など、様々な説が挙げられています。おそらくアトピー性皮膚炎患者の増加には複数の原因が複合的に関わっているのでしょう。

私はその原因の一つに住環境の変化があるのではないかと考えています。

かつての日本の家屋は、外気の流入があたりまえのような構造でした。吉田兼好は『徒然草』で、家は夏の生活を考えて作れ、と記しています。「家の作りやうは、夏をむねとすべし。冬は、いかなる所にも住まる。暑き比（ころ）わろき住居（すまひ）は、堪へ難き事なり」（『徒然草』第五十五段　西尾実・安良岡康作校注　岩波文庫）。吉田兼好の伝記には不明な点が多いそうですが、一四世紀の初めごろは朝廷に仕えていたようです。つまり京都に住んでいたと思われます。京都に六年間下宿していた私は、その蒸し暑さを嫌というほど経験しました。寒さのほうは、布団をかぶってじっとしていればやり過ごせますが、暑さから逃げるのは難しい。兼好が生きていたころは、どうやってあの暑さをしのいでいたのでしょうか。夏の生活を考えて家を作れ、というのは、アジアモンスーン地域に位置し高温多湿な夏期がある日本では、もっともな考え方だと思われます。

しかしこの三、四〇年ぐらい前から、気密性、密閉性を謳い文句にする住宅が目立つようになって来ました。特にアルミサッシの普及は住宅の気密性に貢献したと思います。加えてエアコンなどの普及があります。じめじめした夏でも部屋の中は、涼しくさわやかに乾燥しています。冬には加湿器が活躍して、喉の乾燥などを防いでくれます。これらの環境の近代化は、一見私たちの生活を快適にしているように見えます。しかし、その一方で、いわば不自然な環境がもたらす副作用もあるのではないでしょうか。

じめじめした外出先からオフィスや家に戻ると、そこはひんやり乾燥した環境です。以前、湿度計を持って都内のビルなどをまわったことがありますが、新築の高級感のあるビルでは、真夏に湿度が二〇パーセントを切っていることがありました。タクシーの中、さらに飛行機の中でも湿度が低いことを確認しました。かつてイギリスで行なわれた調査によれば、湿度が三五パーセントを下回ると、皮膚に障害が起きると指摘されています (Rycroft RJG. & Smith WDL. 1980. Contact Dermatitis 6 : 488–92)。

こういう近代的な環境に表皮は適応できないのではないでしょうか。ゆっくりした湿度の低下になら適応できます。しかし前述の実験が語るように劇的な湿度低下には表皮はついていけない。

その結果バリア機能や角層の保湿機能の低下が起きてしまうのではないでしょうか。

さらに、いわゆる清潔ブームも皮膚のトラブルの原因になっているかもしれません。勤務先で若い女性の一日の行動をモニターしたことがあります。すると、かなりの人が一日に何度も洗顔していることがわかりました。オフィスで受けるストレスなどは皮脂の分泌の増加につながります。皮脂は皮膚の保湿にも役立っているのですが、若い女性にとっては化粧ののりが悪くなる、男性の場合ならオヤジくさいと、ひたすら嫌われます。何度も洗顔すると、本来必要な皮脂まで失われ、さらには角層バリアもダメージを受けます。その上、ストレスでバリアの回復は遅くなる。加えて、自宅からオフィスへ、オフィスから自宅へ、その過程で皮膚は何度も急激な湿度変化にさらされます。これでは肌荒れしても不思議はありません。

表皮の機能の低下は、単に皮膚の状態の悪化のみならず、全身の身体機能や心理にも良くない影響を与えます。本来、伝統的な住環境はその土地の気候に適した形で築き上げられてきたものです。そこに住む人間は、その環境に順応して世代を重ねてきました。これが画一的な近代化によって急激に変化したことで、まず私たちの身体が、とりわけ環境に直接接する皮膚が変化についていけず、その機能に障害が起きている危険性があるのです。

また都市化によって、かつて森や水田、畑であった大地がアスファルトやコンクリートで覆われてしまいました。植物や土は雨水を吸収し、それを徐々に放出して、大気の湿度変化を緩和してくれますが、都市化が進んだ地上に降る雨はそのまま流れ去ってしまいます。その結果、雨が降った後、湿度は一時的に上昇しますが、すぐに低下してしまいます。そして、都市は雨が多い季節でも乾燥しがちになるのです。そのため外部でも建物の中でも皮膚は乾燥にさらされることになります。それについていけない皮膚は最も大切なバリア機能の破綻を起こしてしまうのでしょう。

乾燥環境はバリア機能には影響しないと書きましたが、外からは見えない皮膚の内部に様々な変化をもたらします。例えば、乾燥環境に皮膚がさらされると炎症を起こすインターロイキン1αというタンパク質が、表皮の最表層に溜まってきます。そのため、乾燥環境下ではわずかな刺激でも、大きな炎症を引き起こします。普通の湿度環境では何も起こらない程度の軽いバリア破壊、あるいは洗剤の塗布などでも、乾燥環境下では著しい炎症反応が起きます（Ashida Y. 2001. Br J Dermatol 144 : 238-43/Denda M. 2001. Br J Dermatol 145 : 252-7）。

さらに乾燥環境下ではアレルギー反応も起きやすくなります。免疫の最前線を担うランゲルハンス細胞の数が乾燥環境下で増えるためでしょう。乾燥環境にさらされた皮膚は、様々な刺激に対して敏感になり、わずかな刺激が加えられただけで、ひどい炎症を起こすようになります（Hosoi J. 2000. Contact Dermatitis 42 : 81-4）。前に述べたように乾燥環境に長時間さらされた場合に角層が厚くなるのは、そういった過敏性の反応への備えなのでしょうが、それも急激な湿度変化には対処できません。

これらの現象が、この数十年の間、特に都市化が進んだ国々でアトピー性皮膚炎をはじめとする乾燥性の皮膚疾患が増加した原因の一つになっていると考えられます。

さらにもう一つ、興味深い研究が延世大学のグループによって発表されています。以前からダニがアトピー性皮膚炎の原因であることは指摘されています。ダニ特有のタンパク質に対し、アトピー性皮膚炎患者は陽性のアレルギー反応を示すことが多いのです。しかしダニの害はそれだけではないようです。この論文ではダニとゴキブリからの抽出物が、角層バリア機能の回復を妨げることを見出しました。抽出物にはタンパク質分解酵素が含まれていたのですが、この酵素がケラチノサイトを興奮させ、バリア回復のシステムを妨げるのです（Jeong SK. 2008. J Invest Dermatol 128 : 1930-9）。

かつて、私たちの祖父母の世代はシラミやナンキンムシに悩まされていました。しかしＤＤＴのような効果的な殺虫剤が普及した結果、先進国では寄生虫をほとんど駆除できました。ところが、その後、殺虫剤の人間や環境への悪影響が指摘されるようになり、以前ほど殺虫剤は使われなくなりました。そのためでしょうか、最近、日本でもシラミやナンキンムシが復活してきたようです。さらに気密性の高い家屋では、ダニやゴキブリも居心地が良いと思われます。

私たちの住まいや職場の環境を考える場合、その地方独特の古くからの伝統を顧慮し、さらには屋外の環境まで視野に入れながら、丁寧に設計することが重要であると思われます。

バリア機能の修復

前節で角層のバリア機能が破綻する例を挙げてきました。健康な皮膚では、バリア機能は一時的に破壊されても元に戻ります。しかしそのダメージが長引いたり、繰り返されたりすると、皮膚の炎症が起き、バリアの回復が遅れ、それがまた炎症を悪化させるという悪循環に陥ります。アトピー性皮膚炎は免疫系の異常で起きると考えられていますが、その際、生じるバリア機能の低下がさらに状況を悪くします。私の恩師のイライアス教授は、「アウトサイド・トウ・インサイド（Outside to inside）」という考え方を提唱しています（Elias PM. 2008. J Invest Dermatol 128 : 1067–70）。免疫系の異常による炎症は、例えば免疫抑制剤で内側から修復できます。しかしバリアの修復も同時に行なわないと、悪循環から抜け出せない、というのです。

角層バリアの一時的修復は、例えばワセリンの塗布でも可能です。しかし、前に述べたプラスチック膜で覆った時のように、それは本来表皮が持っているバリア維持機構を妨げる可能性もあります。大事なのは、その本来のバリア修復を引き出すことなのです。

詳しくは後で述べますが、ケラチノサイトには神経細胞と同様、興奮と抑制と呼ばれる二つの状態があります。ケラチノサイトが興奮するとバリア修復が遅れ、興奮を静めると（抑制）、修復が早くなります。この場合の興奮と抑制は、脳などの神経系と同じ物質、同じ分子機械（受容体）で引き起こされます。表皮がダメージを受けると放出される物質、例えばＡＴＰや一酸化窒素はケラチノサイトを興奮させます。これらの物質の作用点、つまり受容体に蓋をする薬剤は、結果としてバリアの修復を早くします（Denda M. 2002. J Invest Dermatol 119 : 1034–40/Ikeyama K. 2007. J Invest Dermatol 127 : 1713–9）。

一方、興奮を静める受容体を作動させる薬剤もバリアの修復を早めます。神経の興奮を静める物質がケラチノサイトの興奮も静め、バリアの修復を早くします。例えば、最近食品にも配合されているγ-アミノ酪酸（ＧＡＢＡ・ギャバ）をバリア破壊後の皮膚に塗ると、バリアの回復が早くなります（Denda M. 2002. J Invest Dermatol 119 : 1041–7）。ＧＡＢＡの受容体に作用する薬剤は、睡眠導入剤、抗不安剤として使われていますが、これも皮膚に塗るとバリア回復を早めます。あるいは睡眠を安定化する食品として使われているグリシンというアミノ酸がありますが、グリシンにも皮膚のバリア修復促進効果があります（Denda M. 2003. J Invest Dermatol 121 : 362–7）。神経系も表皮も、興奮が続くとトラブルの原因になります。興奮は、神経でも皮膚でも非常事態のアラームのようなものですが、トラブルが収まった後は、速やかにアラームを静めることが大切なのです。

皮膚表面の電気状態もバリア機能に影響することを述べました。詳細は繰り返しませんが、皮膚表面の電気状態を内側に比べて負にしておくことが正常なバリア機能の維持には欠かせません。

後で詳しく述べますが、ケラチノサイトには温度を感じる受容体ＴＲＰ（Transient Receptor Potential）が存在します。このＴＲＰの中にもバリア機能に関わるものがあります。四二度以上の温度で作動するＴＲＰＶ１を活性化するとバリア機能の回復が遅れます。三〇度付近の温度で活性化されるＴＲＰＶ４の活性化は逆にバリアの回復を促進します（Denda M. 2007. J Invest Dermatol 127 : 654–9）。低い温度の受容体であるＴＲＰＭ８、ＴＲＰＡ１の活性化もバリアの回復を早くしました（Denda M. 2010. J Invest Dermatol 130 : 1942–5 ; 2010. Exp Dermatol 19 : 791–5）。ただ皮膚を冷やす場合には一分程度が効果的で、それより長く冷やすと、表皮内の代謝が抑えられるせいでしょうか、バリアの回復は遅れてしまいます。

私たちが熱いものを忌避するのはバリア機能に悪影響を及ぼすＴＲＰＶ１の作動を避けるためかもしれませんし、三〇数度から四〇度の温度はＴＲＰＶ４を作動させてバリアを正常に保つために「心地よく」感じるのかもしれません。また炎症の痛みを抑えるのに、一時的に皮膚を冷やしますが、それがバリアの修復促進にもつながっているということは、皮膚システムが私たちの快・不快の情動とうまく連携していることを示唆しているように思えます。

赤い光、高い周波数の音もバリア修復を早くすることがわかっていますが、その理由はまだわかりません（Denda M. 2008. J Invest Dermatol 128 : 1335–6 ; 2010. Br J Dermatol 162 : 503–7）。そもそも皮膚が可視光や音を感じるということが、ごく最近、可能性として示されたばかりです。皮膚の視覚、聴覚について、さらに解明が進めば、それらとバリア修復との新しい関係がわかるかもしれません。

以上、短くまとめましたが、ダメージを受けた角層バリアを修復する方法は多岐にわたります。バリア機能が低下する疾患、状況も様々です。それぞれに応じて、まず原因となるトラブルを抑え、それと同時に、その状況に適したバリア修復の措置を取ることが、皮膚のトラブルからの速やかな回復につながると考えられます。

表皮の老化について

皮膚の老化といっても様々な現象があります。誰でも気になる、しわ、あるいは皮膚のたるみ。

これらは角層の乾燥によってできた小じわ、あるいは筋肉の緊張によってできたしわが真皮の構造の変化も引き起こして、目に見える変化になったものと考えられます。この節では、そのなかでも角層、表皮の老化について述べます。

まず、その構造の老化について、東北大学の田上八朗名誉教授と行なった観察結果について紹介しましょう。高齢者の皮膚では、角層を形づくる角化した細胞の層数が増えていました。また角層で水分を保持する役割を担う物質にアミノ酸がありますが、その原料であるケラトヒアリン顆粒が減っていました。角層でバリア機能を担う細胞間脂質として一時期話題になったセラミドについては、若年者と高齢者の間に顕著な違いはありませんでしたが、皮脂腺から分泌される皮脂、トリグリセライド、スクアレンなどは高齢者では目立って少なくなっていました。トリグリセライドは皮膚表面で分解され、保湿機能を持つグリセリンをもたらします。高齢者の皮膚では乾燥が目立ちますが、その原因としては、角層で保湿に関わるアミノ酸や皮脂由来のグリセリンの減少、そして角層の層数が増えたことによって体内からの水分供給が滞っているためであると、田上博士は結論しています（Hara M. 1993. J Geriatr Dermatol 1: 111-20）。

皮膚の老化の一つに、肌理（きめ）の変化があります。倍率の高いルーペで皮膚表面を観察すると、三角形のパターンが観察されます。赤ちゃんや幼児の皮膚では、このパターンが細かい。そのため皮膚に当たった光が乱反射し、ぼうっとした白さをおびて見えます。高齢者の皮膚では、このパターン、つまり肌理が大きくなり、光が当たっても、てらてらした外見になります。

この肌理のパターンの大きさを決めているのは角層の厚さと水分量、それらによって決まる角層の硬さです。わかりやすい例に喩えると、段ボールをぐしゃっと潰した時にできるしわは大きく深いですが、ティッシュペーパーを握りつぶした時のしわは細かい、ということです。しわのばし医薬品として長らく使われているレチノイン酸は、角層を薄くし、表皮を分厚くします。その結果、角層が厚く硬くなることによって生じていた小じわが消えます。

高齢者の表皮ではバリア機能にも深刻な異常が起きます。カリフォルニア大学サンフランシスコ校のガディアリ博士は、高齢者の皮膚バリアが若年者に比べて壊れやすく、しかも壊れたバリア機能の回復には若年者よりはるかに長い時間がかかることを見出しました（Ghadially R. 1995. J Clin Invest 95 : 2281–90）。

さらに彼女はその生化学的な原因を探索したところ、高齢者の表皮ではコレステロールの合成量が減っていることに気づきました（Ghadially R. 1996. J Invest Dermatol 106 : 1064–9）。細胞間脂質というと、とかくセラミドが取り沙汰されることが多いのですが、その他に遊離脂肪酸とコレステロールも必要なことがわかっています。特に高齢者のバリア維持機構の低下に関しては、ケラチノサイトがコレステロールを合成する能力の低下が重大な原因なのです。

その後、ガディアリ博士は高齢者の表皮にコレステロールを塗布すると、バリア回復速度が若年者並みに復活することも見出しました。医学に多少詳しい方ならコレステロールが生体にとって必須であることはご存知かと思います。コレステロールは細胞膜の重要な構成成分であり、細胞膜の流動性を調整しています。しかし一般的には動脈硬化の原因物質としての悪名ばかりが先行して、化粧品会社が「コレステロール配合スキンケア製品」を売り出す気配はありません。

以上が表皮の老化の目立った傾向です。では、そのような老化をもたらす原因は何でしょうか。ケラチノサイトが正常なバリア機能を持つ表皮を形成するには、表皮の中のカルシウムの分布が重要であることがわかっています。健康な若年者の表皮ではカルシウムがその最表層に濃く集まっています。この分布を乱すと正常な角層の形成や、バリア機能を維持するシステムに異常が起きます。さらに私は、日本人の顔の表皮の中のカルシウムの分布を広い年齢層で比較した結果、高齢者の表皮の中ではカルシウムが最表層に集まらず、表皮全体に拡散していることを見出しました（Denda M. 2003. J Invest Dermatol 121 : 1557–8）。どうやらこれが表皮の老化の原因のように思われます。

表皮の老化を根本的に防ぐ、もしくは改善するためには、高齢者の表皮の中でカルシウムが拡散している原因を、あるいは健康な若年者の表皮に見られるようなカルシウムの表皮最表層への集中のメカニズムを解明することが必要です。

生体の中でエネルギーを使ってカルシウムを動かす装置として、カルシウムポンプと呼ばれる分子装置があります。これはタンパク質ですが、生体のエネルギー源として使われるＡＴＰを消費してカルシウムを移動させます。このカルシウムポンプに遺伝的な欠陥があると、表皮バリア機能に異常が起きます（Hu Z. 2000. Nat Genet 24 : 61–5）。

それ以外にもカルシウムの移動に直接、あるいは間接的に関わる分子装置には様々なものがあります。そのどこかに加齢に伴う異常が起きているとすると、それが表皮の老化の原因である可能性があります。

しかしながら現実には加齢に伴う遺伝子発現の変化は様々で、その中で表皮の老化に寄与しているものを探り当てることは、とても困難です。

一つの戦略として、私たちはコンピューターの中に表皮のモデルを作って、そのモデルのどこを変化させれば、表皮の老化、すなわち表皮の中のカルシウム分布の拡散が起きるのか、それを調べることで表皮の老化の原因を見出そうとしています。現在やっと若い表皮、つまり生まれたばかりの赤ちゃんの表皮をコンピューターの中に作ったばかりです。これからその若い表皮のどこに変化が起きると老化が始まるのか、探索する計画です。そこでもし単一の分子装置が原因であることがわかれば、例えば表皮の老化の遺伝子治療も可能になるでしょう。

私たちの試みはまだ始まったばかりですが、コンピューターを使っての生理現象の探究という新しい戦略は、表皮の老化に限らず、様々な老化現象や病気の原因の解明と、その対策の提案につながると期待しています。この方法論については最後の章で詳しく述べます。

第5章　皮膚の感覚について

ここまで、皮膚への刺激が心に及ぼす影響、そして、体毛が無く、その一方で器用な手を持つ人間の皮膚の特異性について述べてきました。その皮膚感覚について普段私たちが認識しているのは、専ら触覚や温度感覚ですが、それは従来考えられていたものとは、異なるシステムによって担われているようです。さらには、私たちの意識にのぼらない皮膚感覚も存在するようです。この章では、そんな新しい皮膚感覚の紹介を試みたいと思います。

感覚の定義

最初に皮膚の感覚、とりわけ最近明らかになってきた表皮が持つ感覚について述べたいと思います。まずはじめに「感覚」という言葉の定義を行ないましょう。本書では「感覚」と「知覚」は別のものだとします。進化心理学者のニコラス・ハンフリー博士がこの区別の重要性を指摘しています。区別する必要があるのは、人間においては「感覚」と「知覚」が同時に起きる場合が多く、混同されがちだからです。そのため人間が外部を認識する仕組みを考察することが難しくなるのです。様々な「認識論」が存在するのも、本来異なる「感覚」と「知覚」を混同した結果であるとハンフリー博士は指摘しています（『喪失と獲得』垂水雄二訳　紀伊國屋書店）。「感覚」は単細胞生物にも存在します。例えば淡水に棲むゾウリムシでは、水中の塩分濃度が極端に変わった場合、繊毛を動かし生存に不適な環境を避けようとします。これは「感覚」応答であって、ゾウリムシは「知覚」してはいません。知覚には中枢神経系が必要だからです。すなわち外部からの刺激に対する一時的応答が「感覚」であり、「感覚」から得た情報の中枢神経系による解釈が「知覚」です。

私の指が氷に触れたとしましょう。すると、低温で作動するタンパク質が表皮細胞の細胞膜の電位を変化させます。それが末梢神経にもたらされます。ここまでは「感覚」応答です。その後（それはほとんど同時ですが）、私の脳は「指先が冷たい」と思います。これが知覚です。「感覚」が受動的な生理現象であるのに対し、「知覚」はあくまで能動的です。「感じよう」という意識がない場合には「知覚」は存在しません。意識については後で詳しく考察しますが、この章では皮膚の「感覚」についてのみ論じます。つまり皮膚の「知覚」については述べません。すると当然の結果として、「私が知覚していない感覚」という奇妙な存在が浮かび上がってきます。これは視覚や聴覚と、皮膚感覚との相違を論ずる場合にも重要な課題になってきます。まずは皮膚の「感覚」で重要な触覚について述べます。

従来の皮膚感覚の考え方

最初に、おそらく二〇世紀末まで信奉されてきた皮膚感覚のメカニズムについて簡単に述べます。

触覚については、皮膚の中まで伸びてきている四種の神経末端が外部からの圧刺激を受容していると考えられていました。マイスナー小体、メルケル盤、パチニ小体、ルフィニ小体の四つです。マイスナー小体は特に指先に多く分布しています。表皮の最深部に達していて刺激応答性が速く、皮膚表面に何かが触れて動く際の速度を感知するとされています。メルケル盤は表皮最深部に存在するメルケル細胞と、それに接触する神経終末から構成されています。メルケル細胞と神経終末との間には、中枢神経に認められるシナプスと呼ばれる細胞間情報伝達機構と似た情報伝達が存在することが報告されています。刺激応答性は遅く、皮膚に対する接触速度、および圧を感知するとされています。パチニ小体は神経線維の末端を層状のたまねぎのように幾重にも取り囲んでいます。刺激応答性は速く、振動を感知していると考えられています。ルフィニ小体は真皮深部に存在し、刺激応答性は遅く、圧を感じているとされています（『触感をつくる』仲谷正史他著　岩波書店）。

触覚に寄与していると考えられてきたのは以上の四つの神経終末ですが、これらとは別に自由神経終末と呼ばれる細い神経線維が表皮内部まで進入しています。神経は一種の莢（さや）で覆われている場合が多いのですが、この自由神経終末はむきだしのままです。温度や痛みの感覚、あるいは触覚にも関与していると考えられてきました。

奇妙な触覚実験

二〇世紀末までは、これらが皮膚感覚のセンサーであるとされ、様々な触覚実験が行なわれてきました。しかし実際のヒトの皮膚の感覚と、それぞれの神経終末との関連については、確たる理論は存在していませんでした。それどころか、触覚については上記の神経終末では説明できない現象があるのです。例えばヒトの指先は一ミリの一〇〇〇分の一、ミクロン単位の凹凸を検知できます。毛髪の直径は一ミリの数十分の一（数十ミクロン）ですが、私たちの指先は、なめらかなガラスの上に置かれた毛髪を容易に感知できます。しかし皮膚表面で圧に応答するいわゆる圧点は、ミリ単位の密度で分布しており、それがどうしてミクロン単位の変化を検出できるのか謎でした。

従来の考え方でミクロン単位の皮膚感覚を説明する試みの一つとして、指紋が重要な役割を果たしているとする説があります。指先が細かい凹凸の上を滑る時、指紋がそれに引っかかる。その際皮膚内部に生ずるひずみの大きさはミクロン単位になり、それを神経終末が感知しているというのです（前野隆司他　二〇〇五年「日本機械学会論文集」71：245-50）。

しかしこの説に疑問を感じた私たちの研究グループは、その仮説を検証する実験を行ないました。きっかけは毛髪の手触りを研究していた研究者が、健康な毛髪と荒れた毛髪の表面を模倣したプラスチック板を作成したことです。毛髪表面にはキューティクルと呼ばれる、うろこ状の構造が存在し、健康な毛髪ではその大きさがミクロン単位でそろっています。一方、荒れた毛髪表面のキューティクルの大きさはばらばらです。それらを模して、同じ大きさの凸凹が並んでいるもの（大・小）と、様々な大きさの凸凹が並んでいる三種類のプラスチック板を作りました。

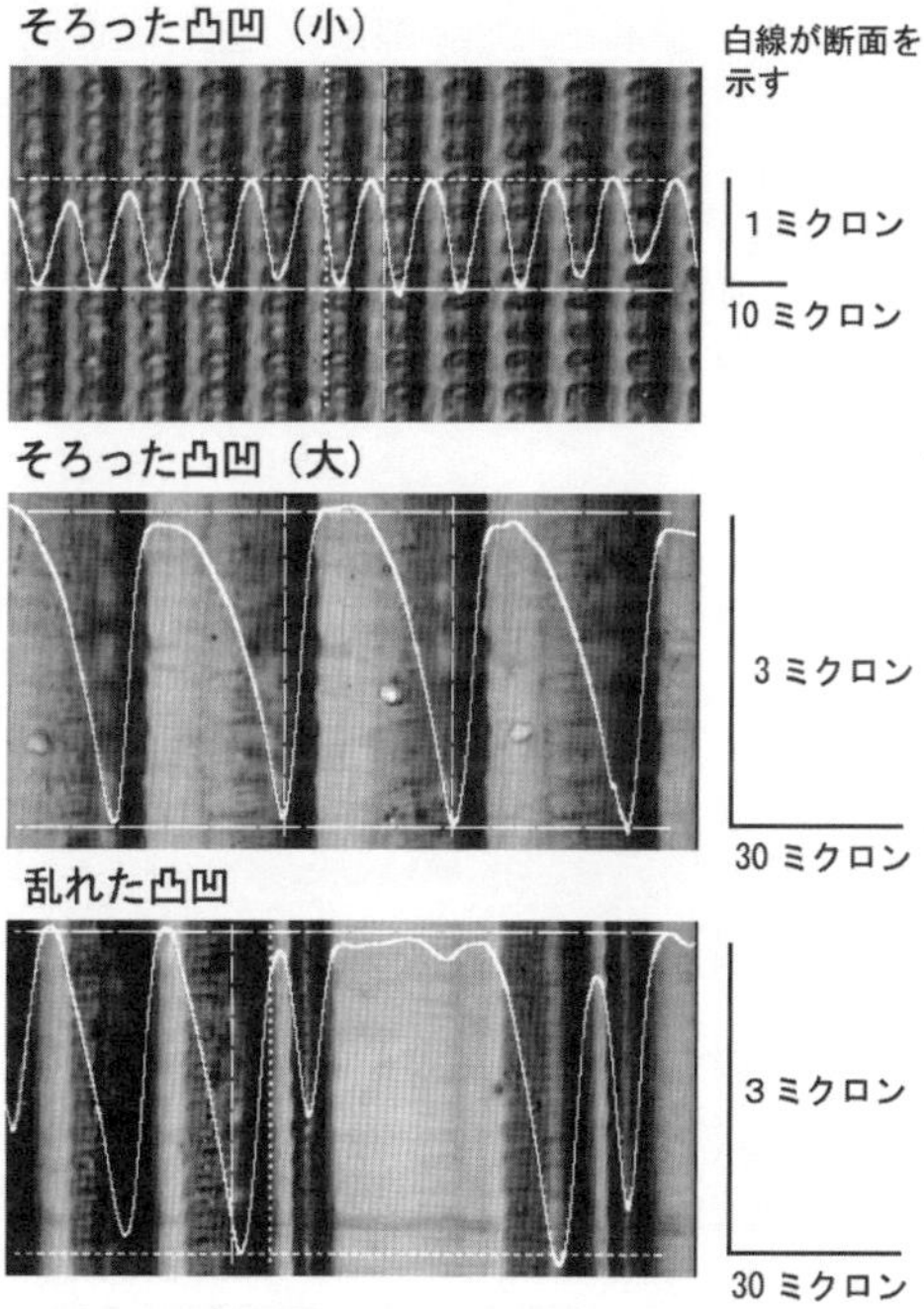

図6　3種類のプラスチック板

私が指でなぞった感触では、そろった凸凹の板にくらべて、乱れた凸凹の板のほうが不快に思われました。そこで男女一〇人ずつに同様の実験を試みたところ、男性では快・不快の意見が分かれましたが、女性は全員乱れた凸凹を不快だと認識したのです（Nakatani M. 2011. Int J Cosmet Sci 33 : 346–50）。

ここで前述の指紋の問題を検証するために、一種の膜で指先を覆い、指紋の凸凹を消滅させた状態で、同様の実験を行なうことにしました。その結果、女性一〇人のうち九人までがやはり乱れた凸凹を不快と認識しました。

この結果から、従来知られていた皮膚の神経系と指紋だけでは触覚について説明することはできないと考えるに至ったのです。そして、私たちは、新しい仮説、表皮を構成する細胞であるケラチノサイトの一つ一つが圧センサーとして触覚に寄与しているという考え方を提案したのです(Denda M. 2007. Exp Dermatol 16 : 157–61)。

表皮の感覚

表皮はほとんどがケラチノサイトと呼ばれる上皮系細胞から構成されています。この細胞は表皮の最深部で分裂し、表面に押し出されてゆきます。ケラチノサイトは表皮最表層でその形やタンパク質組成を変え(分化)、細胞は死に、その死んだ細胞と分化の最終段階で分泌された脂質からなる角層を形成します。

ケラチノサイトが温度や圧力に対して応答すること、つまり温度や圧力に対する感覚を持つ可能性が明らかにされたのは二一世紀になってからのことです。

末梢神経において温度感受性のタンパク質が発見されたのは一九九七年のことで、カリフォルニア大学サンフランシスコ校のジュリウス博士らが四二度以上の温度、トウガラシの辛味成分であるカプサイシン、および酸に応答して、神経細胞を興奮させるタンパク質ＴＲＰＶ１(最初の報告ではVR1）の存在を（正確にいえばその遺伝子配列を）発表しました（Caterina MJ. 1997. Nature 389 : 816–24）。他の温度に応答するタンパク質も類似の遺伝子配列を持つ可能性がありました。そのため世界中で末梢神経細胞における温度応答タンパク質の捜索が始まったのです。その結果、これまでにTRPV2、TRPV3、TRPV4、TRPM8、TRPA1といったタンパク質が末梢神経細胞に見つかっています（Dhaka A. 2006. Annu Rev Neurosci 29 : 135–61）。

当初、これらのタンパク質は表皮に入りこんでいる神経線維に存在して、温度やカプサイシンや酸などの化学刺激を受容していると考えられていました。ところが二一世紀の最初の年、私たちはTRPV1（VR1）が表皮を構成し、やがては垢になるケラチノサイトに存在することを発見しました（Denda M. 2001. Biochem Biophys Res Commun 285 : 1250–2）。続いてアメリカのグループによって三〇度付近の温度で作動するTRPV3、TRPV4の存在がケラチノサイトに確認されました（Peier AM. 2002. Science 296 : 2046–9/Chung MK. 2003. J Biol Chem 278 : 32037–46）。さらに私たちは低温で作動するTRPM8（二二度以下、およびメントールなどで作動）、TRPA1（一七度以下、およびシナモンやマスタード、ニンニク、ワサビの主成分で作動）がケラチノサイトに存在し作動することを確認しました（Tsutsumi M. 2010. J Invest Dermatol 130 : 1945–8/Denda M. 2010. Exp Dermatol 19 : 791–5）。高温作動性（五二度以上）のTRPV2の存在も確認できました（Tsutsumi M. 2011. Exp Dermatol 20 : 839–40）。

この結果、五二度から一七度まで、まさに温度スイッチというべきTRP分子がずらりと存在しているケラチノサイトが、皮膚の温度受容に関与している可能性が高くなったのです。これらのＴＲＰがそれぞれの温度で活性化されると（いわばスイッチが入ると）、細胞の中のカルシウム濃度が上がります。神経科学ではこれを「興奮」と呼びます。

ＴＲＰ分子の中には圧刺激に応答することが示唆されたものもあります。現時点ではまだ特定されていませんが、ＴＲＰＶ４とＴＲＰＡ１などがその候補です。もしそうだとすればケラチノサイト細胞一個が圧のセンサーとして機能しているのではないか。ケラチノサイトはミクロン単位の大きさです。ミクロン単位の圧センサーが表皮に並んでいると考えられないでしょうか。

私の同僚の後藤真紀子博士らは、この仮説を検証するため、培養したケラチノサイトの一つに、極細のガラス管を近づけ、そこから軽い水圧（一〇〜一〇〇ヘクトパスカル）をかける実験を行ないました。ケラチノサイトは表皮上層部では変形しタンパク質組成などが変化しています（分化）。培養液のカルシウム濃度を高くすると分化したケラチノサイトに似た状態になります。後藤博士らは、分化したケラチノサイト、分化していないケラチノサイト、真皮に存在する線維芽細胞（ファイブロブラスト）、血管の内側の細胞（血管内皮細胞）で、水圧負荷に対する細胞内部のカルシウム濃度の変化の観察を行ないました。神経系においては興奮時に細胞内カルシウムの上昇が観察できたので、後藤博士らの実験は水圧に対する細胞の興奮を観察したともいえます（Goto M. 2010. J Cell Physiol 224 : 229–33）。

実験の結果、水圧をかけられた細胞は、どの細胞でも興奮を示しましたが、ケラチノサイトではその興奮が周囲に広がる傾向が認められました。とりわけ分化したケラチノサイトでは、これは表皮の最表層のケラチノサイトのモデルですが、その興奮は他の細胞より長く続き、かつ周囲

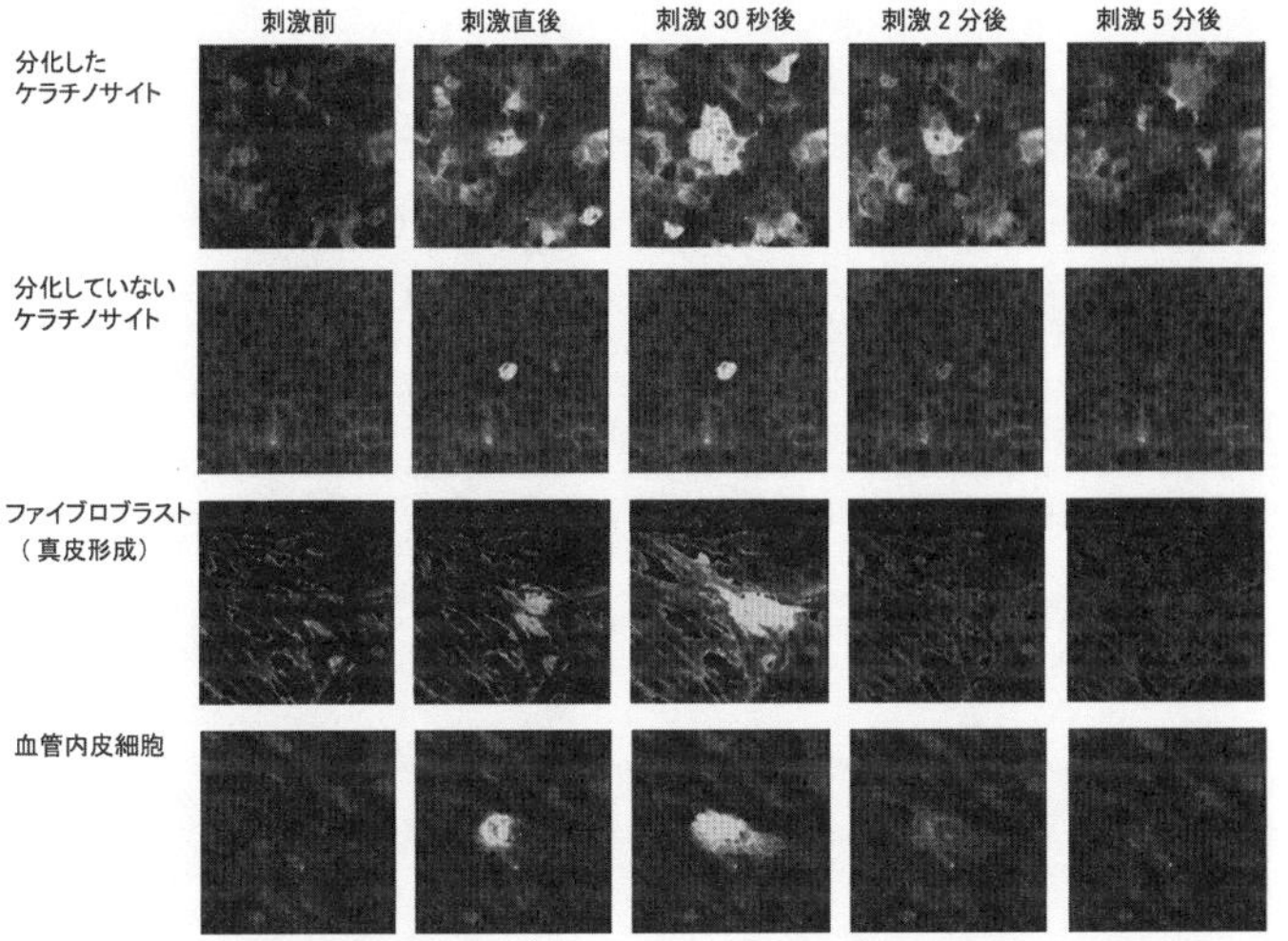

図7　分化したケラチノサイトは敏感（後藤博士原図）

への興奮の広がりも格段に大きかったのです。つまり皮膚を構成する細胞の中で、表皮最表層に存在するケラチノサイトが、外部からの圧に対して最も顕著な興奮を起こしたということになります。言い換えれば、表皮最表層のケラチノサイトが外圧に対し最も敏感だったと言えるのです（図7）。

分化した一つのケラチノサイトの興奮が周囲に広がる場合、どんな信号で情報伝播が行なわれるのかが気になるところですが、それについては同僚の堤も絵博士らが実験を行ないました。やはり極細のガラス管で、今度は特定の細胞を突つくのです。細胞間の情報伝達にはＡＴＰや細胞間を結ぶ一種の管であるギャップ結合が関与していることが明らかになっていますので、分化した一つのケラチノサイトを突つきながら、ＡＴＰを分解する酵素を入れたり、ギャップ結合をふさぐ薬剤を入れて、興奮の広がりを調べました。すると、ＡＴＰ分解酵素もギャップ結合をふさぐ薬剤も、興奮の伝播を抑えたのです。この結果から、分化したケラチノサイトは圧刺激を受けると、情報伝播物質としてのＡＴＰを放出したり、ギャップ結合を通じて隣の細胞を興奮させたりすることが明らかになりました（Tsutsumi M. 2009. Cell Tissue Res 338 : 99–106）。

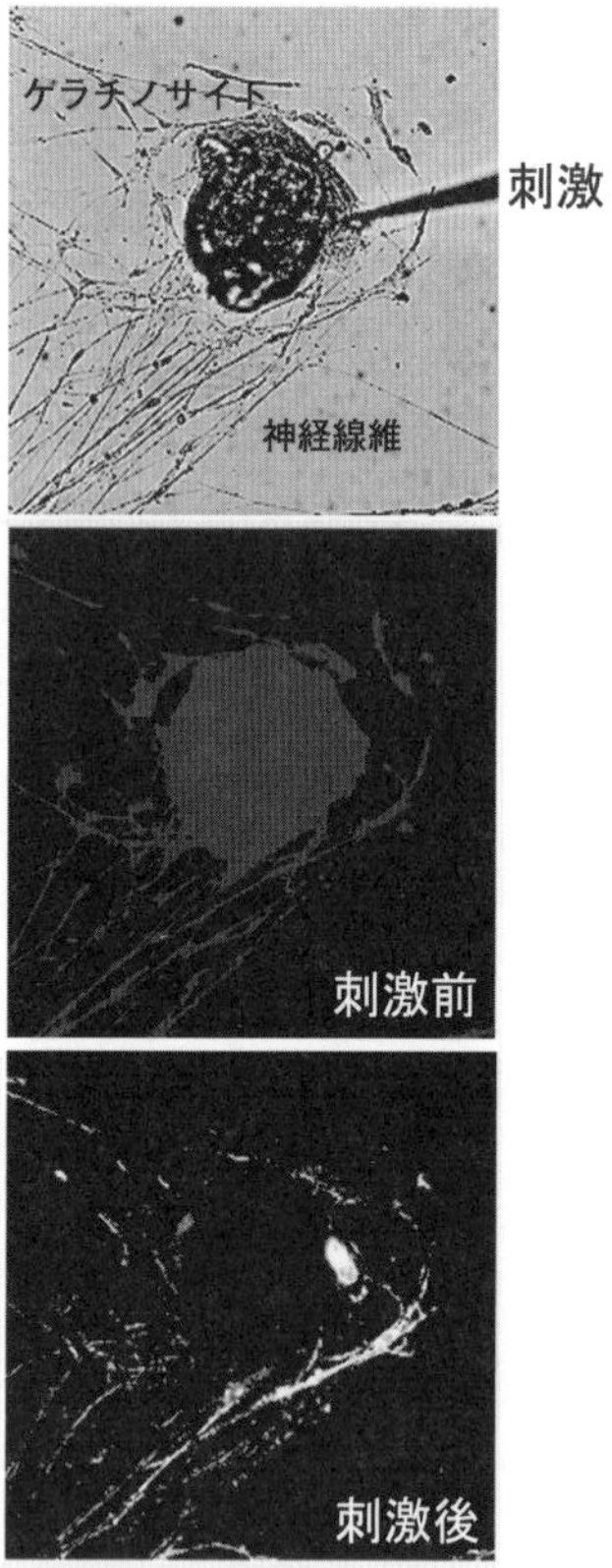

図８　ケラチノサイトへの刺激が神経線維に伝わる（堤博士原図）

　以上の実験によって、ケラチノサイトが圧のセンサーになりうることが見出されました。しかしケラチノサイトが触覚の知覚、つまり何かに触れている、と私たちが認識することに寄与しているのかどうかを明らかにするためには、ケラチノサイトの興奮が神経系にも伝播することを示さなければなりません。

　そこで堤博士は、ケラチノサイトと神経細胞（脊髄後根神経節から取り出した末梢神経）とを一緒に培養してみました。すると、ある条件下ではケラチノサイトと神経細胞は、まずそれぞれが同じ細胞同士で集団を形成しました。

さらに培養を続けると、神経細胞の集団から神経線維がケラチノサイトの集団に向かって伸びはじめ、やがてケラチノサイト集団をとりまきました。この状態でケラチノサイト集団の中の一つを突ついてみると、まず興奮がケラチノサイト集団に広がり、やがてそれが神経線維の興奮を起こし広がってゆくことが確認されたのです（図8）。このケラチノサイトから神経線維への情報伝播は前述のATP分解酵素を入れることでかなり抑制されましたが、一部の情報伝播は残っていました（Tsutsumi M. 2011. Exp Dermatol 20 : 464-7）。このことから、ケラチノサイトの興奮が神経系に伝わるのにはATPを介する経路と、さらに未知の経路があることが予想されるのです。

別のグループの実験では、熱刺激を受けたケラチノサイトがプロスタグランディンE2と呼ばれる物質を分泌し、それが神経細胞の興奮を引き起こすことが確認されました（Huang SM. 2008. J Neurosci 28 : 13727-37）。ケラチノサイトは様々な情報伝達物質を分泌しますから、ケラチノサイトの興奮が神経に伝わる際には、様々な物質が寄与している可能性が考えられます。さらにはケラチノサイトと神経線維との接点に、例えばギャップ結合のような直接のコミュニケーションが存在する可能性もあります。今後、ケラチノサイトの興奮が神経に伝わる際のさらに新しいメカニズムが発見されるかもしれません。

痒み、あるいは皮膚感覚異常

現在、アトピー性皮膚炎などの皮膚疾患で痒みに苦しめられている方はたくさんいらっしゃいます。しかし痒みのメカニズムの全てが解明されたとはいえません。ただ、いわゆるジンマシンの痒みについては明らかにされています。真皮にはマスト細胞（肥満細胞）という細胞があります。アレルギー反応を起こす物質として知られるIgEがマスト細胞にくっつくと、ヒスタミンという物質が放出され、それが神経を刺激します。これがジンマシンの痒みです。ジンマシンの痒みには、ヒスタミンが神経に結合するのを妨げる薬剤（抗ヒスタミン剤と呼ばれます）が有効です。しかし同じ痒みでも、抗ヒスタミン剤はアトピー性皮膚炎の痒みにはほとんど効果がありません。

アメリカのウェイクフォレスト大学のヨシポヴィッチ博士と東京慈恵会医科大学の石氏陽三博士らは、ジンマシンとアトピー性皮膚炎では、その痒みが、脳の異なる部位で認識されている可能性を示しました（Ishiuji Y. 2009. Br J Dermatol 161 : 1072–80）。彼らはｆＭＲＩという、大脳の活動領域を視覚化する装置を用いて、アトピー性皮膚炎患者が痒みをおぼえている時と、健常者の皮膚にヒスタミンを注射した時の脳の応答部位を調べました。その結果、それぞれの痒みに対して大脳で応答する部位が異なっていたのです。つまり脳はアトピーの痒みとジンマシンの痒みは別のものと認識している可能性があるのです。

繰り返しますが、表皮の感覚の最前線はケラチノサイトです。ですから、外的な因子で痒みが起きる場合、例えば羊毛製品による刺激、乾燥刺激、温度刺激、化学的刺激（粗悪な化粧品の使用など）の感知は、ケラチノサイトによってなされている可能性が高いといえます。これらの刺激を受けて興奮したケラチノサイトは、様々な情報伝達物質を放出します。それらの中には例えばブラディキニンやプロスタグランディンのように、痒みや痛みの原因と見なされるものもあります。これらが神経を刺激して痒みを引き起こしているのかもしれません。

さらに角層バリア機能が低下している表皮、腎透析を受けていて痒みを訴える人の表皮、あるいは高齢者の表皮ではカルシウムイオン分布に異常が認められます（Momose A. 2004. Nephrol Dial Transplant 19 : 2061–6/Denda M. 2003. J Invest Dermatol 121 : 1557–8）。カルシウムイオンの濃度変化も末梢神経を刺激するのです。

後で詳しく述べますが、表皮の中のカルシウム分布は、表皮の機能を維持するために重要な役割を果たしています。カルシウムの分布の変化も、表皮の中の末梢神経を刺激する可能性があるのです。

「敏感肌」と呼ばれる現象があります。その定義は様々ですが、通常は、大多数の人は不快に感じない化粧品などを使って肌に痒みやひりつきを感じることをさします。こうした敏感肌のメカニズムもまだ十分に明らかにされていません。

その原因の一つとして、表皮における神経線維の数が増えていることが考えられます。アトピー性皮膚炎の患者の表皮においては、神経線維の密度が健常者より高いことが報告されています（Sugiura H. 1997. Arch Dermatol Res 289 : 125–31）。ケラチノサイトは神経線維の伸展を促す物質を合成することが知られています。例えばバリア機能が低下すると、ケラチノサイトが「神経成長因子（NGF）」を合成しはじめるのです（Liou A. 1997. J Invest Dermatol 108 : 73–7）。つまりバリア機能の低下に伴って神経線維が伸びてきた結果、外部の刺激に対して、通常より敏感に応答するようになった可能性が考えられます。

NC/Nga マウスと呼ばれるマウスがいます。このマウスは何の刺激を受けなくても常に身体を引っ掻いています。アトピー性皮膚炎患者において高い濃度が検出されるIgEの量も多いので、アトピー性皮膚炎のモデル系として使われています。このマウスでも表皮内の神経線維の密度が高いのです。そこで神経線維の伸展を妨げる物質を皮膚に注射したところ、表皮内の神経線維密度が低下し、身体を引っ掻く行動も少なくなったという報告があります（Yamaguchi J. 2008. J Invest Dermatol 128 : 2842-9）。このことから、何らかの方法で神経線維の過剰な伸展を阻害すれば、痒みや敏感肌のような皮膚感覚の異常を抑えることができるかもしれません。

皮膚の聴覚

萩原朔太郎の短編小説「猫町」（『猫町』清岡卓行編　岩波文庫）に次のような一説があります。

それらの話や会話は、耳の聴覚で聞くよりは、何かの或る柔らかい触覚で、手触りに意味を探るというような趣きだった。とりわけ女の人の声には、どこか皮膚の表面を撫でるような、甘美でうっとりとした魅力があった。

鋭敏な感覚を持つ詩人は常人とは異なる聴覚を持っていたのでしょうか。しかし最近の研究は、誰にでも皮膚に音を感じる機能があることを示唆しています。

ごく一般的な認識では、人間の聴覚は耳によるものだということになっています。この耳による聴覚、物理学的に言えば、空気の疎密波、すなわち密度の高い空気と低い空気が織り成す波長を区別して、それが短ければ高い音、長ければ低い音、と認識するのが聴覚の知覚です。人間が耳によって知覚できる音の波長領域は二〇～一万六〇〇〇ヘルツ（一ヘルツは一秒間に一回振動）です（Heffner RS. 2004. Anat Rec A Discov Mol Cell Evol Biol 281 : 1111–22）。この幅広い領域の音を聞き分ける耳は、工学的に実に精妙な構造を持っています。

簡単に説明すると、音はまず鼓膜を振動させ、それが耳小骨という三つの骨を経由して蝸牛管と呼ばれる文字通りカタツムリの殻の形をした管に導かれます。蝸牛管は先に行くほど細くなる構造をしていて、この構造に沿って構成される基底膜という膜が音の高低を区別するのです。フォン・ベケシー博士は死体からこの蝸牛管を取り出し、入り口に様々な波長の音を流して、基底膜の様子を観察しました。すると、管が先細になっているために、低い音、言い換えれば長い波長の音は管の奥まで進行し、逆に高い音、短い波長の音は管の手前で止まってしまいました。基底膜には一種の圧センサーが並んでいて、管の先端が刺激されると高い音、手前だと低い音、と識別されるのです。進化の巧みさを論ずる時、眼球の構造が例として挙げられることが多いのですが、工学部で物理化学を専攻していた私には、この耳の音波長識別のための構造は神秘的にすら思えます。

さて耳以外の場所で音が認識されている可能性を最初に指摘したのは大橋力博士のグループで

す。農学博士であるとともに民族音楽の研究者でもある大橋博士は、山城祥二の名で音楽集団「芸能山城組」を主宰しています。インドネシアで演奏されるガムランという民族音楽がありま す。様々な大きさの銅鑼や鍵盤打楽器を合奏するもので、ジャワ島やバリ島のものが有名です。バリ島のガムランの演奏時、奏者がトランス状態になることがあります。大橋博士らはその原因として、耳には聞こえない音波の存在に気づきました。ライブ演奏ではトランス状態になっても、CD録音された演奏ではトランス状態にはならないのです。通常のCDでは音は二万ヘルツまでしか録音されません。ところがガムランのライブ音源を解析すると、実に一〇万ヘルツ以上の音まで含まれていることが判明しました。

大橋博士らはそのライブ音源に身を置くと、脳波や血中のホルモン量にも変化が認められることを確認しました。耳に聞こえない高周波音は確実に人間の生理状態に影響を及ぼしているのです。実際のガムランの演奏時には、奏者は狭い場所に集まって演奏します。そのため特に奏者に音の影響が強く現われるようです。

さらに大橋博士らは、被験者の首から下を音を通さない物質で覆い、再びガムランのライブ音の効果を調べました。すると驚くべきことに生理状態に及ぼす影響が消えてしまったのです。これらの結果から大橋博士らは、高周波音が耳ではなく、体表で受容されているという仮説を立てるにいたりました（Kawai N. 2001. Neuroreport 12 : 3419–23/Oohashi T. 2006. Brain Res 1073–1074 : 339–47）。

ところで私が皮膚の聴覚に興味を持ち始めた頃、ふとしたきっかけで大橋博士の研究室に招かれる機会を得て、大友克洋氏原作のアニメーション映画「AKIRA」を見せていただくことになりました。その映画音楽を「芸能山城組」が担当しているのです。研究室では通常のＤＶＤ、つまり二万ヘルツ以下の音しか入っていないＤＶＤと、一〇万ヘルツ以上の高周波領域の音まで入っているブルーレイ（ＢＤ）を続けて視聴しました。

この映画では、バイクが荒廃した東京を疾走し、立て続けに爆発が起きます。公開当時に映画を観ていた私は、普通のＤＶＤにはとりたてて特別な感想を持ちませんでした。ところが、高周波音が入ったＢＤを視聴した時、画面で爆発が起きるたびに、ビクッと後ろにのけぞってしまいました。本能的に危険を感じたのです。

この経験から、私も体表が高周波音を受容していることを確信しました。改めて言うまでもなく、爆発は非常に危険な現象です。進化の過程で、人間の耳は主として人間の声を聴くような構造になったのかもしれません（人間の声は六〇〜四〇〇〇ヘルツぐらい〈『感覚の地図帳』山内昭雄・鮎川武二著　講談社〉）。その一方で危険な出来事、例えば爆発などに付随する高周波音に瞬間的に反応する別のシステムが存在するのではないでしょうか。

大橋博士らの仮説を知った私たちは、それならば高周波音は表皮機能にも作用するのではないかと考えました。そこでいつもと同様に皮膚バリアの回復速度への音の影響を調べることにしました。すると、可聴音である五〇〇〇ヘルツの音はバリア回復に影響を及ぼしませんでしたが、一万〜三万ヘルツの音の照射は、バリア機能の回復速度を促進したのです（Denda M. 2010. Br J Dermatol 162 : 503-7)。この結果から、高周波音がまず表皮において何らかの生理的変化を起こし、それがさらにホルモンレベルや脳波に作用している可能性が考えられます。

これとは別に、皮膚が音を受容していることを示唆する研究が報告されています。この研究では、可聴領域の音が使われます。マイクに息があたるような「破裂音」paの音と、破裂音ではないbaの音です。実験では被験者にbaを聞かせながら、その首や手の皮膚に音が聞こえない程度の空気を吹き付けました。すると被験者はpaという音が聞こえた、と答えたというのです（Gick B. 2009. Nature 462: 502–4)。可聴領域の音を聞く場合にも、皮膚への音圧が関与している可能性があります。

それでは皮膚は、あるいは表皮はどのようにして音を受容しているのでしょうか。数年前、皮膚で汗の分泌に関わるエクリン腺がメガヘルツ（一〇〇万ヘルツ）の高周波音を受容するアンテナになっているという仮説が提案されました。エクリン腺は微細なコイル状の構造を持っていて、コンピューターシミュレーションの結果、メガヘルツ音がこの構造体を振動させることが示されたのです（Feldman Y. 2008. Phys Rev Lett 100: 128102)。興味深い論考ではありますが、この説では私たちが経験した可聴領域より少し高い音の受容は説明できません。

二〇〇九年、アメリカのニューハンプシャーで開催されたゴードン研究会議（第一線の研究者が交流し情報を交換する）で、私は招待講演の機会を得ました。そこで音がバリア回復に及ぼす効果についても話したのですが、講演の後、座長を務めたアメリカのシンシナティ大学のホース教授から「角層がドラムの面になっているのではないかな」という話が出ました。皮膚は柔らかい組織ですが、その最表層の角層は硬いのです。太鼓の面を叩くと、そこに張られた革がその張力によって特定の周波数で振動します。その際、生じる空気の疎密波が音になるのです。かなり以前の報告ではありますが、角層は圧をかけると電気を生じる、いわゆるピエゾ効果を示すという研究結果もあります（Athenstaedt H. 1982. Science 216 : 1018–20)。ある周波数の音波が角層を振動させると、それに応じた電気の波、つまり電波が生じている可能性もあります。

皮膚の聴覚については、やっとその存在が明らかにされてきた段階です。しかし、特に大橋博士らの研究が物語るように、それは私たちの情動や生理に大きな影響を及ぼしている可能性があります。その受容システムや脳や内分泌系に作用するメカニズムなど、今後の展開が楽しみです。

表皮の視覚

次に、視覚とは何かを定義しましょう。外部の光、具体的に言うと四〇〇～七〇〇ナノメートル（一ナノメートルは一〇億分の一メートル）の波長の電磁波が眼球網膜に投影され、電気的信号に変換され、視神経を経て大脳皮質視覚野に到達します。これが人間の眼球による視覚で、その信号を大脳視覚野が認識して「視覚」は「知覚」されます。先に「感覚」と「知覚」について定義しましたが、それを前提に、すこし視覚の定義を緩めてみましょう。上記の電磁波、つまり光のエネルギーを電気的信号に変換するシステムを広義の視覚とすれば、表皮も視覚を持っている可能性があります。

皮膚に光を感じる機構があるのではないか、という指摘は以前からありました。時差ボケの治療に強い光を照射する方法がありますが、これは視覚障害者にも効果があるのです（Czeisler CA.

1995. N Engl J Med 332 : 6–11)。この不思議な現象の理由として、いくつかの説があります。大脳松果体に残存する光受容細胞がかすかな光を感じるとする説、視覚障害者の網膜にはこれまで知られていなかった光受容システムがあるという説、さらに血球に光感受性があり、ひざの裏に光を照射しただけでホルモンの日内変動に影響した、という論文が発表され話題になりました。しかし、この論文については追試が成功せず、仮説として受け入れられるには至っていません。

皮膚は光に対する「感覚」を有しているのでしょうか。

繰り返しになりますが、可視光とは四〇〇～七〇〇ナノメートルの電磁波です。四〇〇ナノメートルより短い波長の光が紫外線、七〇〇ナノメートルより長い波長の光が赤外線です。人間の網膜にある光受容器は四〇〇～七〇〇ナノメートルの電磁波だけを受容できるのです。人間以外の生物、例えば蝶は紫外線を、蛇は赤外線を受容します。蝶にとって紫外線は可視光であり、蛇にとっては赤外線が可視光です。それぞれ進化の過程でその領域の光を受容するようになったのでしょう。

しかし人間の網膜の光受容器は反応しなくても、皮膚は紫外線に応答し（いわゆる日焼け）、赤外線に対しても応答します（暖かく感じる）。にもかかわらず皮膚が可視光にはまったく反応しない、とすれば、それはむしろ不自然といえるでしょう。皮膚には網膜の光受容器とは正反対の受容機構があると仮定しなければならなくなるからです。つまり網膜が感知する領域の電磁波だけを感知しない機構ということです。それは不合理に思えます。皮膚、とりわけその最表層を形成する表皮は、可視光に対して何らかの応答を示すはずです。

ところで、角層をはがした後の表皮バリア機能の回復過程は、皮膚表面の電位変化の影響を受けます。もし表皮が可視光を受容し、その応答として例えば網膜と同様の電気的な変化を示すなら、角層剝離後に可視光を照射すれば、何らかの変化が現われるはずです。

その結果は非常に興味深いものでした。角層剝離後、赤い光（波長五五〇〜六七〇ナノメートル）を照射すると、その後のバリア回復は光を照射していない群に比べて早くなりました。逆に青い光（波長四三〇〜五一〇ナノメートル）の照射は回復を遅らせました。白い光、緑の光はバリア回復速度に影響を及ぼしませんでした（Denda M. 2008. J Invest Dermatol 128 : 1335-6）。

この実験の際、表皮を採取して電子顕微鏡で観察したところ、表皮最表層の細胞ケラチノサイトの細胞間脂質の放出が、赤い光を照射した場合には促進され、青い光を照射した場合には抑制されていることが観察されました。これらの結果はケラチノサイトが赤い光、青い光にそれぞれ異なる生理的応答をしたことを示しています。

網膜にあるような光受容器が皮膚に存在しないのは不自然だ、と言いましたが、表皮ケラチノサイトが赤い光と青い光に応答することを踏まえ、私たちは、網膜に存在する光受容器が表皮にも存在するのではないか、と考えはじめました。というのも、前述のように、本来神経末梢に存在して温度や圧力を受容するタンパク質がケラチノサイトにも存在することがそれまでに確認されていたからです。網膜で光の明暗を受容しているのはロドプシンというタンパク質です。光の三原色、赤、緑、青それぞれの受容は、それぞれの光に特異的に応答するオプシンというタンパク質がその役目を担っています。これらのタンパク質が表皮にも存在するのではないか。

ある種のタンパク質が組織に存在するかどうかを調べる最初の方法に、免疫組織染色と呼ばれるものがあります。存在を確認したいタンパク質だけにくっつく抗体を使い、その抗体に色を付けたり蛍光物質を付けて顕微鏡で覗くのです。堤博士はこの手法を使ってヒトの皮膚にロドプシンやオプシンがあるかどうか調べてみました。

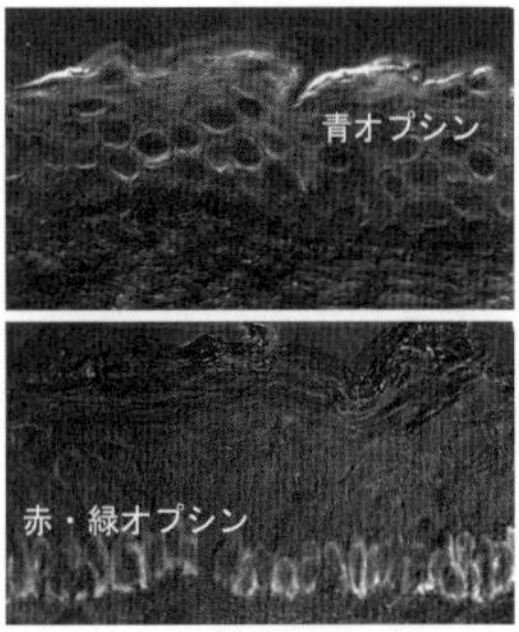

図9　表皮内オプシン分布（堤博士原図）

するとまず驚くべきことに、まず明暗を受容しているロドプシンが表皮の中ほどから表面に向かって存在していました。赤や緑の比較的波長の長い光を受容するオプシンは表皮の最深部にずらっと並んでいて、逆に短い波長の光、すなわち青い光を受容するオプシンは表皮の最深部には存在せず、それ以外の全層に存在していました（図9）。赤・緑オプシンが表皮の深部、青オプシンがその上層に存在していることは、光の透過性を考えると理にかなっています。つまり長い波長の光は物質透過性が高いのです。言い換えれば深くまで到達するのです。だから波長の長い（赤・緑の）光を受容するタンパク質は表皮の深部にあり、反対に青い光、短い波長の光は物質の表面にしか浸透しないので、青オプシンが表皮表面にあると考えられるのです。

ほんとうにロドプシンやオプシンが表皮に存在しているのかをさらに確かめるため、堤博士は、それらのタンパク質を作る遺伝子が存在するかどうかを確認しました。すると、網膜で光や色を識別しているこれらのタンパク質が遺伝子の形でも存在していることが明らかになりました。この結果には驚きました。この論文を掲載した雑誌の編集者も驚いたらしく、免疫組織染色の写真は、その号の表紙を飾ることになりました（Tsutsumi M. 2009. Exp Dermatol 18 : 567-70）。

次に考えるのは、これらの光受容タンパク質が何をしているのかです。網膜ではそれぞれが受け持つ光に応答して細胞膜に電気的な変化を起こしています。それが視神経に伝わり、やがて脳に到達して「まぶしいな」とか「空に虹が」などという知覚が生じるわけです。皮膚における巨視的な光応答は、前述のようにバリア回復でした。そこで、網膜に存在している特定の光を電気信号に変換するシステムが表皮にも存在するかどうか、そしてそれが存在した場合、皮膚バリア機能と関係を持つかどうかを確かめることにしました。

網膜で光を電気に変換する際に重要な役割を果たしているのが、トランスデューシンというタンパク質とフォスフォディエステラーゼ6という酵素です。そこで表皮にもこれらがあるのではないかと考え、免疫組織染色や遺伝子解析で調べることにしました。またフォスフォディエステラーゼ6の働きを妨害する化学物質があるので、赤い光を照射した時、フォスフォディエステラーゼ6がバリア回復に寄与しているなら、その化学物質は赤い光による皮膚バリア回復効果も妨げるだろうという予想を立てました。実験してみると、その通りだったのです（Goto M. 2011. Exp Dermatol 20 : 568-71）。

この段階で言えるのはまず、網膜に存在する光受容システム、つまり光を電気信号に変換するシステムが表皮にも存在し、皮膚バリア機能に関係しているということです。しかし果たしてそれだけでしょうか。

先に、人間の皮膚に光を感じる機構が存在することを示唆する医学的なレポートを示しましたが、それは「感覚」であって「知覚」ではありません。すなわち眼の不自由な人に光を照射したら、本人が意識しないうちに時差ボケが治ったのであって、その人が「ああ、私の皮膚が、今、光を感じています！」と主張したわけではないのです。

従来、人間の視覚は次のように考えられてきました。まず光が眼球のレンズを通って倒立した画像が網膜に映ります。そこでロドプシンや各種オプシンがそれぞれの担当する色の光に応答し、それがトランスデューシン、フォスフォディエステラーゼ6という酵素によって電気信号に変換され、視神経に伝わり、最後は大脳視覚野に到達して「あ、見えた」と知覚するのです。

一方、皮膚には光受容体や光－電気変換システムは存在しますが、レンズはありません。また表皮には無髄の神経線維が入り込んでいますが、これが「表皮の光受容＋変換システム」とつながっているのかどうかは不明です。したがって表皮に広義の光受容機構はありそうですが、今の段階では「視覚」があるとまでは言うことはできません。おそらく、無意識につながる情報として処理されていると考えられます。

ミミズや二枚貝の水管の表皮には、レンズを持たない光受容細胞が散在しています。ミミズは光を受けるとこれを避ける動作を示し、二枚貝の水管に影が落ちると貝は水管を引っ込めます（『視覚生理学の基礎』江口英輔著　内田老鶴圃）。人間の表皮にも同様の機構が存在する可能性があります。

色彩心理学と呼ばれる分野があります。色が人間の感情に及ぼす影響を調べるもので、赤は暖かく活動的、青は冷たく静かに感じます。これを言い出したのはゲーテです。その後の研究で、同じ距離にあっても赤は手前に、青は奥にあるように認識されることが明らかにされました（『色彩学入門』大山正・齋藤美穂編　東京大学出版会）。これらの心理的効果は、もちろん眼を経由した光の作用だと考えられているでしょう。しかし、これまで述べてきたように、人間の表皮にも異なる波長の光を受容する装置はそろっています。皮膚への光刺激が人間の感情に作用する可能性も考えられるのです。

皮膚と電場

水棲動物には、環境の電場の変化を感知し、捕食に利用しているものが多くいます。カモノハシのくちばしには一平方センチメートルあたり四〜二五ミリボルトの電位変化を感知するシステムが備わっています（Gregory JE. 1989. J Physiol 408 : 391-404）。例えば、エサになる小魚や小エビの筋肉の動きが電位変化となって水中を伝わるのを察知して摂食するらしいのです。視界がきかない泥の中、あるいは夜間でもエサを捕まえるのに役に立っているのでしょう。

カリブ海に生息するギアナコビトイルカもくちばしの上に繊細な電位センサーを持っています。一平方センチメートルあたり四・六マイクロボルト（一マイクロボルトは一〇〇〇分の一ミリボルト）の変化でも検知できるそうです（Czech-Damal NU. 2012. Proc Biol Sci 279 : 663-8）。このセンサーもエサの捕食に役立っているのでしょう。センサーは解剖学的にはヒゲに似た構造を持っています。おそらくかつてはヒゲとして機能していたものが、水棲になって電気センサーに変化したのでしょう。

水は電気の媒体になります。つまり遠くの電場の変化も伝わるので、水棲動物にとって、電位変化のセンサーを持つことには利点があるのです。それでは陸棲動物では、特に人間ではどうでしょうか。

空気は電気媒体としては役に立ちません。よほどの高電圧でなければ空気中を伝播することはありません。冬場、カーペットの上を歩いた後、ドアノブに触ろうとして、パチッと痛みを感じる。この静電気の電圧は数千ボルトに達します。しかし一〇〇〇ボルトの静電気が伝播する距離はせいぜい一ミリメートルです。したがって、カモノハシやイルカが持っているような水中電気センサーも陸上では役に立ちません。

しかし、人間の表皮を形成する細胞、ケラチノサイトは培養液の中では電位応答性を示します。培養液中に電極を挿入すると、ケラチノサイトは負極（－）の方に移動をはじめます（Nishimura KY. 1996. J Cell Sci 109 : 199–207）。ヒト皮膚組織でも、表皮ケラチノサイトには電位感受性カルシウムチャネル－細胞膜の電位変化で細胞の興奮を起こすタンパク質が存在していることが確認されています（Denda M. 2006. Exp Dermatol 15 : 455–60）。

前述したように空気が電気を通しにくいことから、皮膚表面から離れた場所の電位変化が皮膚に影響する可能性は、まずありません。しかし皮膚表面の電気状態は表皮の生理に大きな影響を及ぼします。

皮膚表面は、内部を基準にして数十ミリボルトの負（－）電位を持っています。これは表皮内でのイオンの流れが生み出した電位差です（Denda M. 2001. Biochem Biophys Res Commun 284 : 112–7）。この電位は角層バリアの破壊とともに消滅し、その後のバリアの回復に伴って元に戻ります。バリア破壊後に皮膚表面に負電位（マイナス〇・五ボルト）を負荷するとバリアの回復が促進され、逆に正電位（プラス〇・五ボルト）を負荷すると回復が遅れました。電子顕微鏡による観察では、負電位負荷の際、細胞間脂質の供給が促進され、正電位の場合には逆に阻害されていることが確認されました。これらのことから、皮膚表面の電気状態が表皮のバリア機能に大きな影響を及ぼすことは明らかです（Denda M. 2002. J Invest Dermatol 118 : 65–72）。

皮膚表面の電気状態は、何かに接触するだけで変化します。イオン性高分子、あるいはイオン交換樹脂を塗布すると、皮膚表面に電気二重層ができます。皮膚側が負電位になると、やはりバリア機能の回復が促進されます（Denda M. 2005. Skin Pharmacol Physiol 18 : 36–41）。

硫酸バリウムという物質があります。胃のX線検査をする際に飲まされる白い液体は、これを水に溶いたものです。化粧する際のファンデーションにも使われています。硫酸バリウムには粒状、板状など、様々な形のものがあります。板状のものは表面に負の電位を帯びやすい性質を持っています。これを塗布した場合でもバリア機能の促進が観察されました（Fuziwara S. 2004. Br J Dermatol 151 : 557–64）。

さらに金属に触れても、バリア回復が促進されました。これは、金属の自由電子が皮膚側に移行するため、皮膚表面が負の電位を帯びたためです（Denda M. 2010. Exp Dermatol 19 : e124–7）。ただしこの場合には、金属表面に酸化皮膜がないこと、簡単に言えば錆びていないことが前提です。そのため錆びない金属である金には常にバリア回復能力があります。肌に触れる装飾品には古代から金がよく用いられてきましたが、それは単に金が輝きを失わない素材であるというだけではなく、何らかの生理学的な効用があったためかもしれません。

皮膚が異なる電気化学的特性をもつ物質に接触すると、多くの場合、皮膚表面の電位の変化が引き起こされます。それはまず皮膚バリアの恒常性維持機構に影響を及ぼしますが、さらに表皮全体の生理状態、それに関与する末梢神経系、循環器系などにも作用する可能性があります。皮膚表面の電気化学的性質の研究は、皮膚医学のためにも緊急の課題と言えるでしょう。

皮膚と磁場

よく知られているように、地球は巨大な磁石です。その磁場、地磁気を感知して方角を知る生物がいくつも知られています。バクテリア、あるいは長距離の渡りを行なう鳥類は体内に磁鉄鉱の粒を持ち、それが磁針となって方角を認識します。人間の脳にも微小な磁鉄鉱の結晶があったという報告もありますが（Kirschvink JL. 1992. Proc Natl Acad Sci USA 89 : 7683–7）、それが人間に地磁気感受性をもたらしているかどうかは不明です。

人間も地磁気を感じる、あるいはその影響を受けているのではないか、という指摘はずいぶん前からありました。イギリスのマンチェスター大学のベイカー博士らは、目隠しした学生を自動車であちこち移動させた後、大学から六〜五二キロメートルの地点につれて行き、目隠しをしたまま大学の方角を示すように命じました。すると多くの学生が統計上有意に、ほぼ正しい方向を示しました。さらに彼はそれが磁場の作用であることを証明するため、学生を二つのグループに分け、一つのグループのメンバーの後頭部には棒磁石を着け、別のグループのメンバーの後頭部にはただの真鍮の棒を着けました。そして前述と同様の実験をした結果、真鍮棒を着けられた学生たちはやはり正しい方角を示しましたが、磁石を着けられた学生はばらばらな方向を示したのです（Baker RR. 1980. Science 210 : 555–7）。この結果を見ると、人間は地磁気を感じて方角を察知するように思われます。しかしその後、追試がうまくいかなかったり、メカニズムがわからなかったこともあって、この研究はあまり信用されなくなりました。

ところが最近になって、大型哺乳類が地磁気を感じていることを示唆する興味深い報告がなされました。ドイツとチェコの研究者たちがグーグル・アースによる衛星写真を使って、世界中で放牧されている牛、ノロジカ、アカシカが休んでいる時、あるいは草を食べている時の身体の向きを調べたのです。すると、それぞれの動物について、南北方向に身体を向けている傾向が見出されました。特にアジア地域のノロジカは北に頭を向けて休んだり草を食べたりしている傾向がありました。

なぜ、南北方向に身体を向けるのか、その意味ははっきりしていません。しかし、この研究結果は大型哺乳類も地磁気を感知している可能性を示しています（Begall S. 2008. Proc Natl Acad Sci USA 105 : 13451–5）。

この研究チームはさらに、チェコの野生のキツネが飛び上がってネズミを捕らえる行動に着目しました。すると総じてキツネは北東方向に飛びかかる傾向があり、さらに詳しく解析すると、草や雪で地面が覆われていて、なおかつネズミを捕らえるのに成功した場合、北東方向へ飛びかかった比率が高かったのです（Cerveny J. 2011. Biol Lett 7 : 355–7）。この現象のメカニズムはまだ不明ですが、研究チームは、キツネが地磁気をいわば距離計として利用しているのではないかと考察しています。

私たちも二つの眼を使うことで、対象物への距離を見積もっています。片目で歩いてみると歩きにくいことから、それがわかります。異なる二つの因子がないと距離の見積もりはできないのです。キツネは、獲物であるネズミが雪や草の陰でたてる小さな音、その場所までの距離を、地磁気の方向との関係で見積もっているのかもしれないと、研究チームは考えています。

こうしてみると人間を含む哺乳類が地磁気を感じていることは否定できないようです。しかし、どのような仕組みで地磁気を感じているのでしょうか。

最近になって、人間が磁気を感知するために役立てているのではないか、と思われるタンパク質が発見されました（Gegear RJ. 2010. Nature 463 : 804–7/Foley LE. 2011. Nat Commun 2 : 356）。光受容タンパク質として知られているクリプトクロム（Cryptochrome：ＣＲＹ）です。哺乳類のＣＲＹには光感受性はないとされてきましたが、これにも反論が出ています。ＣＲＹは網膜の他、表皮ケラチノサイトにも存在しています（Tanioka M. 2009. J Invest Dermatol 129 : 1225–31）。

最初にＣＲＹを磁気センサーとして使っていることが証明されたのはショウジョウバエでした。

まずコイルで地磁気と同じレベルの磁場を発生させ、磁場のある場所に砂糖を置いてハエを教育します。するとその後、砂糖がなくても磁場がある方向にハエが向かうようになります。この時、CRYを活性化させるためには紫外線からの青い光（波長三〇〇〜四二〇ナノメートル）が必要であることも確認されました。一方、遺伝子操作で作られたCRYを持たないショウジョウバエでは、この実験が通用しませんでした。これらの結果から、CRYは光で駆動する磁気センサーであると結論づけられたのです。

さて、そのCRYを持たないハエに人間のCRY（CRY2）を導入したところ、再び磁場による教育が可能になりました。つまり人間のCRYも磁気センサーとして機能することが示されたのです。

この発見によって、前に述べた人間の地磁気に対する応答についても、その信憑性が増すことになってきました。CRY2は網膜にも表皮にも存在していますが、人間の磁場感受性にどちらがどのように寄与しているのかは、これからの研究課題です。

仮にCRYが磁気センサーだとしても、果たしてその情報が脳に到達しているのかどうかは明らかにされていませんでした。しかし最近、ハトの脳の中で地磁気と同程度の磁場に対して細胞レベルの応答が起きることが確認されています（Wu LQ. 2012. Science 336 : 1054-7）。ハト、あるいはそれ以外の脊椎動物、ひょっとしたら人間も、地磁気を感じ、その情報が脳にもたらされている可能性が高くなってきました。

変動磁場が皮膚に及ぼす作用

さて地磁気も変動します。国土地理院の観測所のデータを見ると、日本の地磁気はおよそ〇・〇三ミリテスラ程度です。テスラは、著名な電気工学者にちなんだ磁力（正確には磁束密度）の単位で、例えば市販の磁石の中で最も強力なネオジム磁石は、直径一ミリのものでおよそ二〇〇ミリテスラの磁束密度を持ちます。日本付近の地磁気には通常は〇・〇〇〇五ミリテスラ程度の変動しか起きませんが、太陽での大規模な爆発によって著しい磁気変動（通常変動の数倍）が起きる場合があります。この現象は磁気嵐と呼ばれます。磁気嵐の際、うつの症状が増えるという報告もありますが（Kay RW. 1994. Br J Psychiatry 164 : 403-9）、そのメカニズムは不明です。

この程度の変動が人間にどのような影響を及ぼすのかというはっきりしたデータはみつかりませんでしたが、地磁気の数十倍、一ミリテスラの磁束が一秒間に五〇回変動する場合には、皮膚の傷を治す効果があるようです。

培養したケラチノサイトにこの変動磁場を四八時間負荷すると、炎症を引き起こすケモカインと呼ばれるタンパク質の合成量が減少しました。一方でケラチノサイトの分裂、あるいは末梢循環を促進する一酸化窒素を合成する酵素の量は増えました。これらはいずれも傷の治癒に結びつく変化です（Vianale G. 2008. Br J Dermatol 158 : 1189-96/Patruno A. 2010. Br J Dermatol 162 : 258-66）。

さらに弱い変動磁場による効果も報告されています。〇・一ミリテスラ、七ヘルツ（一秒間に七回振動）の変動磁場を一日二回、一時間ずつ三日間負荷すると、ケラチノサイトの分化が誘導され、その形態にも変化が現われました（Lisi A. 2006. Electromagn Biol Med 25 : 269-80）。

どうやらケラチノサイトには、地磁気の数倍程度の変動磁場を感知するシステムがあるようです。そのメカニズムはまだ不明ですが、前述したようにケラチノサイトには磁場を感知するタンパク質、ＣＲＹが存在します。現時点ではＣＲＹが表皮ケラチノサイトの磁場感受機能の候補と言えるでしょう。

第6章　皮膚が身体に発信するメッセージ

前の章では、様々な刺激に応答する皮膚、環境からの刺激を受ける皮膚について述べました。この章では、そのような刺激を受けた後、皮膚がどのようなメッセージを発信するのか、最近の研究を中心に述べていきます。

マッサージの効果

街を歩くと、マッサージサロンやエステティックサロンが数多く目につきます。旅行をして、ちょっと贅沢な宿に泊まると、たいていオプションでマッサージを頼めます。多くの人が疲れを癒したり、リラックスしたりするためにマッサージ、言いかえれば皮膚への適度な刺激を求めるようです。

皮膚への刺激による医療、例えば東洋医学における鍼灸もそうですが、マッサージの医学的効果についても、実験科学的方法で研究が進んでいます。特にマッサージの施術は、現代医療では難治とされている疾患にも応用されています。例えばエイズ、これはＨＩＶと呼ばれるウイルスが免疫系を破壊し、生体の防御機能を低下させる病気ですが、ＨＩＶ感染者にマッサージの施術を行なった結果、免疫細胞の一つであるナチュラル・キラー細胞の数が増えた、という報告があります（Ironson G. 1996. Intern J Neurosci 84 : 205–17）。あるいは子供の自閉症、多動性障害に対して、マッサージの施術がその症状を軽減させたという報告があります（Escalona A. 2001. J Autism Dev Disord 31 : 513–6/Khilnani S. 2003. Adolescence 38 : 623–38）。また思春期の攻撃的行動の抑制にも効果がありました（Diego MA. 2002. Adolescence 37 : 597–607）。うつ状態の緩和、あるいはアルツハイマー病に対しては行動面での改善も報告されています（Hou WH. 2010. J Clin Psychiatry 71 : 894–901/Rowe M. 1999. J Geronol Nurs 25 : 22–34）。その他、類似の報告は枚挙に暇がありません。

効果があることは確かなのですが、それらの効果のメカニズムについては完全には明らかになっていません。マッサージの施術によって交感神経系活性より副交感神経系活性が優位になるという報告はありますが（Diego MA. 2009. Int J Neurosci 119 : 630–8）、皮膚表面への接触がどのように受容され、神経系に作用するかは、まだ不明です。

表皮が発信するメッセージ

表皮は環境からの様々な刺激を受けることが次第に明らかになってきました。これまで述べてきたように表皮は圧や温度だけではなく、光や音にも反応している可能性があります。

表皮を構成するケラチノサイトには、脳において情報処理に寄与している一連の受容体も存在し、脳の細胞と同じように、興奮と抑制という二つの状態があります。

さらに、ケラチノサイトと、表皮に進入あるいは接触している神経終末とで多層構造が形成されていて、そこでは何らかの情報処理がなされている可能性があります。この点においても表皮は脳に似ていると言えるでしょう。

さて情報を受容し、かつそれを処理しているかもしれない表皮は、脳のように何らかの命令を身体や脳に発信しているのでしょうか。

血管やリンパ管を広げてその流れを促進する物質に一酸化窒素（NO）があります。マッサージをすると、すなわち皮膚の表面に繰り返し圧刺激を加えると、血行やリンパの流れが良くなることはよく知られています。その理由については血管を構成する細胞が、圧刺激を受けるとNOを合成し放出するからだと長らく考えられてきました。しかし私の同僚だった池山和幸博士は表皮ケラチノサイトにもNOを合成する能力があること、培養皮膚（血管などは存在しない）に連続的に圧をかけるとNOを放出することなどから、マッサージをした場合、表皮がNOを合成、放出し、それが血管やリンパ管を広げ、血行やリンパの流れを促進することを証明しました（Ikeyama K. 2010. J Invest Dermatol 130 : 1158–66）。

またカリフォルニア大学サンディエゴ校のグループによれば、表皮が空気中の酸素濃度を感知して、血液中で酸素を運ぶ役割を果たしている赤血球の数を調整しているらしいのです（Boutin AT. 2008. Cell 133 : 223–34）。酸素を多く運ぶためには赤血球が必要です。もし空気中の酸素濃度が低くなれば、より効率的に酸素を取り込まねばなりません。そのためには赤血球を多く作る必要が生じます。この調整システムが表皮ケラチノサイトに存在するのです。ケラチノサイトにはHIF-1という酵素があって、細胞の中の酸素濃度の低下を感じ、赤血球の増産を促します。赤血球を作るホルモンはエリスロポエチンと呼ばれ、これもケラチノサイトに存在しています(Scheidemann F. 2008. Exp Dermatol 17 : 481–8)。

一方、ケラチノサイトにはHIF-1を分解する酵素VHLも存在します。空気中の酸素が十分ある場合には余計なHIF-1をVHLが分解します。つまり表皮は空気中の酸素濃度に応じて、この二つの酵素を調整しているのです。もしHIF-1がなければ空気中の酸素濃度の低下が起きたことがわからないので、細胞は酸素がずっと高い濃度であると考えます。一方VHLがなければHIF-1が分解されないので、空気中の酸素濃度が高くなってもHIF-1の量は変わらず、表皮は空気中の酸素濃度が低い状態だと判断し、赤血球の増産を促し続けることになります。

実験では、まず表皮にHIF-1がないマウスが作られました。するとエリスロポエチンが少なくなりました。「酸素濃度が高い」と考えた表皮は赤血球の数が少なくても良い、と判断したのです。逆に表皮にVHLがないマウスを作ると、エリスロポエチンが増えました。「酸素がない」と表皮が勘違いして、より効率よく酸素を取り込むため、赤血球を増産することにしたのです。

この論文では、首から下での(つまり呼吸器以外での)酸素濃度の変化がエリスロポエチンや血流に及ぼす影響も調べていて、表皮による空気中酸素量の検出が血中の赤血球の数に影響があることを示しています。

正直な表皮電気

前述のように、人間の皮膚は、場所にもよりますが、表面は皮膚の内部に対してマイナス数十ミリボルトの電位差を持っています。この皮膚表面電位が、心理的な変化によって敏感に反応することは一九世紀から知られていました。これを応用したのがウソ発見器です。

皮膚が電気を起こす仕組みについては、長らく汗腺がその役割を担っていると考えられていました。緊張すると手に汗をかきますし、怖ろしい体験で冷や汗が出ることもあります。たしかに汗腺は情動に敏感に反応するように思えます。しかしその後、汗腺のない唇、あるいは汗腺のないマウスの皮膚でもやはり表面にマイナスの電位があること、末梢神経から放出される物質、あるいは心理的ストレスを受けた時に放出されるホルモンによってその電位が変化することから、汗腺が皮膚表面電位を起こしているとは考えにくくなりました（Barker AT. 1982. Am J Physiol 242: R358–66）。

その後、表皮の中ではカルシウムイオンやマグネシウムイオンが不均一に分布していることがわかり、それらの流れが皮膚表面電位を起こしていることが明らかになりました。表皮を形成するケラチノサイトには、神経から放出される物質や、ストレスに関連するホルモンによって作動する分子装置・受容体が存在することもわかってきました（Denda M. 2001. Biochem Biophys Res

Commun 284 : 112-7)。そのため、心理的な変化が起きると、脳や末梢神経から分泌される物質で皮膚表面の電気状態が変わるのです。

皮膚表面電位は、心理的な変化のみならず、日内変動、性周期によっても変化します。いわば心や身体の状態を映し出すスクリーンのようです。それどころか、本人が意識する前の微妙な心理的変化まで、皮膚の電気状態は映し出すようです。

アメリカのアイオワ大学のダマシオ博士のチームは、簡単なトランプのゲームを行ない、その際の皮膚表面の電気状態を観察しました。このゲームでは「悪い札」を選ぶとお金を取られ、「よい札」を選ぶとお金がもらえます。「悪い札」「よい札」には規則があるのですが、被験者には知らされていません。ゲームを続けているうちに、その規則に気がつくことになります。実験の結果は思いがけないものでした。被験者がその規則に気づく前に皮膚の電気状態が変わっていたのです。なんとなく「ひょっとしてこれは悪い札かなあ」という推察が、意識の前にまず皮膚に現われ、それからしばらく経って意識されるのです (Bechara A. 1997. Science 275 : 1293-5)。意識以前の潜在的な情動が皮膚に現われる。こうなると、人の話を聞く前に皮膚に触れれば、その人がやがて下す判断を予知できるかもしれません。

表皮が放出するホルモンとサイトカイン

脳は、眼、耳、鼻、舌、皮膚などの感覚器からもたらされた情報を処理しているだけではありません。そこで処理された情報を元に、全身に様々な指示を発信しています。その情報発信は脊髄を経て末梢神経で直接全身にいきわたります。脳は、身体の特定の部分が適切な応答を行なうように、物質を放出することもあります。これは主としてホルモンと呼ばれます。脳が直接身体に作用するホルモンを放出することもありますが、脳が出したホルモンに応答して、臓器が別のホルモンを合成、分泌し、それが血管を通じて身体に作用することもあります。

例えば、すでに述べましたが「ストレスホルモン」として有名なコルチゾール（グルココルチコイド）というホルモンがあります。コルチゾールは心理的なストレスの指標としてよく用いられます。その作用のしくみを簡単に説明します。脳がストレスを感じると、副腎という臓器に指令を出します。副腎はコルチゾールを合成し血中に放出します。その結果、血糖値が上昇したり炎症作用が抑制されたりするのです。これらはストレスを受けた個体が防御のために行なう対処であると考えられています。

しかし、血中コルチゾールの上昇は様々な副作用を引き起こします。例えば、肥満、浮腫、高血圧、消化器潰瘍、糖尿病、月経異常などです。さらに最近では、ストレスに伴う血中コルチゾールの上昇が脳の海馬に影響して、海馬組織にダメージを与え、うつ病や心的外傷後ストレス障害（ＰＴＳＤ）を引き起こすことが指摘されています（Sapolsky RM. 1996. Science 273 : 749–50/Sorrells SF. 2009. Neuron 64 : 33–9)。

さて、表皮ケラチノサイトもストレスの指標であるコルチゾールを合成し、放出します。皮膚が傷つくとＩＬ-１βという物質が放出されます。この物質がケラチノサイトに作用すると、コルチゾールを合成する酵素が増え、コルチゾールが合成、放出されるのです（Vukelic S. 2011. J Biol Chem 286 : 10265–75）。それが身体にどれぐらい影響を与えるのかはまだ不明です。しかし皮膚のダメージが広範囲に及べば、表皮から放出されるコルチゾールの量も増えるはずです。場合によっては、脳へのストレスが原因で副腎から放出されるコルチゾールと比較しうる程度の影響を身体に及ぼすかもしれません。「心」が傷ついても、皮膚が傷ついても、同じストレス応答が観察されるのかもしれないのです。

アトピー性皮膚炎の患者には、不安症やうつ病が通常より高い比率で起きていることが報告されています（Arima M. 2005. J Dermatol 32 : 160–8/Hashiro M. 1997. J Dermatol Sci 14 : 63–7）。この原因として、従来は、痒みのせいで睡眠障害が起きるため、あるいはアトピー性皮膚炎の患者は自らの皮膚の炎症を醜いものと意識するため、などと解釈されてきました。しかし表皮から放出されているコルチゾールが脳に作用して、精神性の疾患を起こしているという仮説も成り立ちます。ストレスは皮膚バリア機能を低下させ、皮膚がダメージを受けた結果、コルチゾールが表皮から放出されるのです。コルチゾールそのものもバリア機能に悪影響を及ぼします。それらの相乗効果で血中のコルチゾール濃度はさらに上昇し、脳の海馬組織がダメージを受け、うつ病などの精神疾患を起こしているのかもしれません。負の連鎖が引き起こされるのです。そう考えると、皮膚のケアは身体的な健康だけでなく、精神、心の健康にもつながっている可能性があります。

ホルモンではありませんが、免疫系に関係しているサイトカインと呼ばれるタンパク質が、皮膚疾患と精神的なトラブルとを結び付けている可能性もあります。サイトカインは、最初、免疫系の細胞が分泌し、炎症や細胞の増殖、分化に関わると考えられてきました。しかし角層のバリアを破壊すると、様々なサイトカインがケラチノサイトでも合成されることが明らかになりました（Wood LC. 1992. J Clin Invest 90 : 482–7）。さらにそれらのサイトカインが神経系に作用して、抑うつなどを引き起こすことも示唆されています（Capuron L. 2011. Pharmacol Ther 130 : 226–38）。

その関係を直接示唆する報告もあります。乾癬というバリア機能に異常をきたす疾患では、抑うつや疲労感が伴うことがあります。またバリア機能が破壊された時に合成されるサイトカインの一つであるTNF‐αは炎症に関与するだけでなく、疲労感や抑うつを引き起こすことが報告されています。そこでアメリカのテキサス大学のチームは、乾癬の患者にTNF‐αの作用をブロックする薬剤を投与してみました。すると一二週間で乾癬の症状が改善されただけでなく、疲労感や抑うつの状態も軽くなったのです（Tyring S. 2006. Lancet 367 : 29–35）。これは皮膚のケアが心のケアにもつながることを示す興味深い報告です。

もう一つ興味深いのは、すでに述べたオキシトシンというホルモンです。下垂体後葉（脳からぶら下がる下垂体と呼ばれる部位の後上方）から分泌され、出産時の子宮筋収縮や乳の分泌に関係するホルモンとして、その存在はかなり前から知られていました。授乳期の赤ちゃんが母親の乳首に吸い付くと、母親の下垂体後葉からオキシトシンが放出されて、乳の分泌を促すのです。

このオキシトシンが社会性の維持に重要な役割を果たしているという説があります。スイスのチューリヒ大学の研究チームが、オキシトシンを鼻に噴霧するだけで「他人に対する信頼度が有意に増えた」という実験結果を発表しました（Kosfeld M. 2005. Nature 435 : 673–6）。さらに東北大学の高柳友紀博士らは、オキシトシンを感知する機能を破壊されたマウスが攻撃性を増し、かつ母親マウスがまともに子育てをしなくなった、と報告しています（Takayanagi Y. 2005. Proc Natl Acad Sci USA 102 : 16096-101）。どうやらオキシトシンは他人との信頼関係、相互関係の維持に役立っているようです。それを裏付けるように、オキシトシンの投与が自閉症やアスペルガー症候群（発達障害のうち、言語障害を伴わずコミュニケーション障害が目立つもの）の症状を改善したという報告もあります（Hollander E. 2003. Neuropsychopharmacology 28 : 193-8）。

脳で合成、分泌されていると考えられてきたオキシトシンも表皮ケラチノサイトで合成されていて、刺激を受けると細胞外に放出されることを傳田澄美子博士らが発見しました（Denda S. 2012. Exp Dermatol 21 : 535-7）。体表への刺激によって血中のオキシトシン量が増えることはすでに報告されていましたが（Wikström S. 2003. Int J Neurosci 113 : 787-93）、従来の考え方なら、皮膚の神経が刺激されて、その情報が脳に至り、脳の下垂体からオキシトシンが放出されるのだとするでしょう。しかし、表皮にオキシトシンの合成や放出機能があることが確認されたのですから、皮膚への刺激によって増えるオキシトシンが表皮からもたらされている可能性も否定できません。脳由来のオキシトシンと表皮由来のオキシトシンとの間に化学的な違いはないので、どちらによる作用なのかを確かめるためには、表皮でのオキシトシンの合成だけを選択的になくしてしまう遺伝子変異動物を作成しなければなりません。

情報処理システムとしての表皮

表皮と大脳などの神経系とが発生初期において同じ外胚葉に由来する、ということは二〇世紀の初めにはもう常識だったようです。一九二四年に発表されたトーマス・マンの『魔の山』（高橋義孝訳　新潮文庫）に登場する結核療養所のベーレンス医師は主人公である青年に次のように語ります。

「ところで、皮膚についてですか。さて、あなたの知覚葉についていったいどういうことをお話しすればいいかな。皮膚というものはつまり、あなたの外脳です、よろしいかな――個体発生的には、あなたのその頭骸骨の中にあるいわゆる高等器官の装置とまったく同じ起源を持つものなのです。中枢神経組織は表皮層が少し変形したものにすぎません。そして下等動物にあっては、中枢と末梢との間に総じてまだ区別がないので、連中は皮膚で嗅いだり、味わったりするのです。感覚といったら、皮膚感覚しかないのです――考えてみただけでも、快適ですなあ。これに反して、あなたとか私とかのような、非常に高度に分化した生物にあっては、皮膚の功名心は擽（くす）ぐったがることぐらいのところで抑えられていて、保護と伝達の器官というにすぎませんが、しかし肉体に近づこうとするあらゆるものに対してはおそろしく警戒厳重です。（略）」

『魔の山』を三〇年ぶりに読み直して、この一節に行き当たった時は驚きました。私がこの二〇年ほど考え、時には実験していたことが、あっさり書かれてある。特に「外脳」という表現、原文ではどうなっているのか、ドイツ語は苦手なので確かめる気になりませんが、すばらしい表現です。本書の表題にしたいぐらいです。

かつては結核療養所の臨床医にとっても常識だった脳と表皮の関係も、その後は忘れ去られてしまったようです。ましてや大学では物理化学を専攻し、医学・生物学的教育を受けることもなく、いきあたりばったりに皮膚の研究を始めた私が知らなかったのは無理もありません。しかし、最近の研究は、表皮と脳の類似点を多く示しています。次に、研究の経緯を記述してみましょう。

最初のきっかけは若い同僚の思いつきでした。皮膚のバリア機能が低下すると、炎症など様々な問題が引き起こされます。それはダメージを受けた皮膚バリアの回復を早くする薬剤を探していた時のことでした。大脳の海馬に存在し、記憶や学習に寄与していることが知られているNMDA受容体というタンパク質があります。これはグルタミン酸などで活性化されて神経に興奮を起こす分子装置で、脳科学の分野でも研究者が多いので、その作動を阻害する薬剤もいくつか発見されています。同僚は何を考えたのか、その阻害剤の一つを、ダメージを受けた皮膚に塗ってみました。すると、何とバリアの回復が顕著に早くなったのです。その報告を受けた私は、慌ててNMDA受容体が何であるかを調べ、それが神経に興奮をもたらすものであることを知りました。

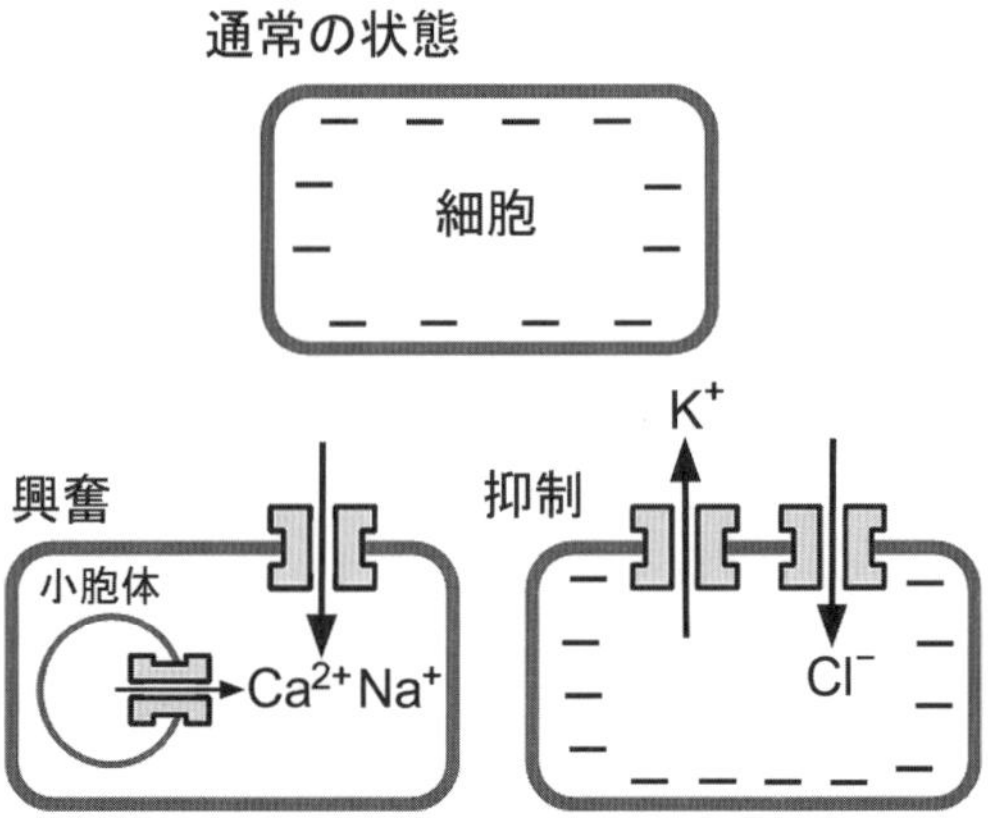

図10　細胞の興奮と抑制

ここで神経系における情報処理の基本について少し説明しましょう。神経系において細胞は二つの状態を持ちます。すなわち興奮と抑制です。通常の状態では、細胞膜の内側は外側に比べて負（－）の電位を持っています。興奮とは、細胞外からカルシウム、ナトリウムなどの正（＋）の電荷を持つイオンが細胞内に入ってくるなどして、その内側の負の電位が消滅し、細胞膜の内側と外側とに電位差がなくなることです。興奮が続くと細胞は死んでしまいます。そのため負の電荷を持つ塩素イオンが細胞外から細胞内に入ったり、正の電荷を持つカリウムイオンが細胞内から細胞外に放出されて、再び細胞膜の内側が外側に対して負の電位を有するようになる。これが抑制です。

脳の中での情報処理の基礎もこの興奮と抑制です。二つの状態で作動している脳は、いわばデジタルシステムです。興奮と抑制を起こすのは受容体と呼ばれるタンパク質群です。特定の物質が受容体にくっつくと、興奮性受容体の場合、細胞外からカルシウムイオンやナトリウムイオンが流入したり、細胞内のカルシウム貯蔵庫（小胞体と呼ぶ）からカルシウムイオンが放出されて細胞膜内側の負の電位が消滅し、興奮状態になります。興奮性受容体を作動させる物質にはＮＭＤＡ受容体を作動させるグルタミン酸、アセチルコリン受容体を作動させるアセチルコリンやニコチン、Ｐ２受容体を作動させるＡＴＰ、アドレナリン受容体を作動させるアドレナリン（エピネフリンとも呼ぶ）があります。

一方、抑制を誘導する物質にはグリシン受容体を作動させるグリシン、アラニン、セリンというアミノ酸、ＧＡＢＡ受容体を作動させるγ-アミノ酪酸（この物質の略称がＧＡＢＡ）などがあります。これらの受容体が作動すると細胞外から塩素イオンが流入し、興奮していた細胞を元の状態、つまり細胞膜内側が負の電位を持つ抑制の状態にするのです。

受容体を作動させる物質、これは神経伝達物質とも呼ばれますが、右に示した以外にも様々な物質が存在します。セロトニン、メラトニン、ドーパミンなどもそうです。ドーパミンは興奮性受容体を作動させることもあれば、抑制性受容体を作動させることもあります。

脳などの神経系では、細胞同士がシナプスと呼ばれる特異な構造でつながれています。ある細胞が信号を出す時、神経伝達物質がその細胞で合成され、それがシナプスの間隙に放出されます。その物質が例えばグルタミン酸であれば、シナプスでつながれた隣の細胞は興奮します。それがγ-アミノ酪酸なら、隣の細胞は抑制の状態になるのです。このように説明すると単純な機構に思えますが、例えば脳では、細胞同士が非常に多くのシナプスで結ばれているので、多くの細胞からなる複雑なネットワークは、多様な状態を持つことになります。

さて話を皮膚に戻しましょう。ＮＭＤＡ受容体が活性化されると、細胞内にカルシウムイオンが入って興奮状態になります。その興奮を妨げる物質はバリアの回復を促進させました。ならば逆に細胞を興奮させればバリア機能の回復は遅れるのではないか。そう考えて、今度はＮＭＤＡ受容体を活性化する物質をバリア破壊後に塗ってみました。すると予想通り、バリアの回復が遅れたのです（Fuziwara S. 2003. J Invest Dermatol 120 : 1023–9）。

そこで私は、表皮を構成するケラチノサイトにも神経細胞と同じ興奮と抑制の状態が存在し、細胞を興奮させるとバリアの回復が遅れ、細胞を抑制に導くとバリアの回復が早くなるのではないかと考えました。その仮説を検証するために、前述の神経伝達物質をかたっぱしから皮膚に塗る実験を始めました。そして予想は当たりました。興奮を誘導するグルタミン酸、ＡＴＰ、ニコチンはバリア回復を遅らせ、抑制を誘導するグリシン、アラニン、セリン、γ–アミノ酪酸は回復を早めました（Denda M. 2002. J Invest Dermatol 119 : 1034–40 ; J Invest Dermatol 119 : 1041–7 ; 2003. J Invest Dermatol 121 : 362–7）。

ということは、表皮のケラチノサイトにも脳に存在する受容体が存在することになります。早速、免疫組織化学的方法とＲＴ－ＰＣＲと呼ばれる遺伝子発現解析を用いて受容体探しを始めました。すると、脳にある受容体が次々に表皮でも見つかりました。ＮＭＤＡ受容体、Ｐ２受容体、アセチルコリン受容体、アドレナリン受容体、グリシン受容体、ＧＡＢＡ受容体、ドーパミン受容体などです。『魔の山』のベーレンス医師は（正確にいえばトーマス・マンは）すばらしい予言をしていたのです。

脳の中の細胞は、前述のようにシナプスという特異な形で結ばれています。そのため一部の刺激が広い領域に複雑な電気化学的運動を引き起こします。一方表皮の中のケラチノサイトは、細胞間を結ぶ一種の管であるギャップ結合や情報伝達物質ATPで結び付けられています。分化したケラチノサイトを突つくと、ケラチノサイトの興奮が周囲に伝播します。表皮の中でも、電気化学的運動が存在するのではないでしょうか。

NMDA受容体が記憶や学習に寄与していることを証明したのは利根川進博士です。彼のチームは大脳の海馬と呼ばれる部位、そのなかでもCA1領域と呼ばれる場所が記憶、学習に関わっていることを前提に、CA1領域に存在するNMDA受容体が欠損しているマウスを遺伝子工学を用いて作り出しました（Tsien JZ. 1996. Cell 87 : 1327–38）。そしてそのマウスの学習能力を通常のネズミと比べてみたところ、明らかに学習能力が低いことが判明したのです。

この実験に先立って、海馬のCA1領域の重要性を指摘したのは、松本元博士らによる脳の電気状態の視覚化実験でした。松本博士らはラットの脳から海馬を取り出し、それをスライスしたものを培養液に浸し、その断面に現われる電気的な変化を視覚的に観察する方法を開発しました。この方法で海馬に刺激を与えたところ、CA1領域で電気化学的な変化が繰り返し起きていることが明らかになりました（Iijima T. 1996. Science 272 : 1176–9）。そのため海馬の中でもCA1領域が、外部からの情報を処理する部位であることが示唆され、利根川博士らの研究へと続くことになるのです。

表皮でも、場所によって異なる刺激応答を示すことがすでに証明されています。まず脳のスライスを作る方法を用いて、皮膚のスライスを作成します。これを培養液に浸し、カルシウムに応答する化学物質を入れておきます。そこに細胞の興奮を引き起こすＡＴＰを添加してみました。

正常な表皮では、表皮の最表層でカルシウム濃度が高く、それ以外の部位では比較的低いのですが、ＡＴＰを添加すると最表層の興奮は小さく、逆に最深部では顕著な興奮が観察されました(Tsutsumi M. 2009. J Invest Dermatol 129 : 584-9)。

それまでは生体のエネルギー源としか見なされていなかったＡＴＰは、この二〇年間の研究で、重要な情報伝達物質であることが明らかにされています。圧力をかけられたり、紫外線を浴びたりすると、ケラチノサイトはＡＴＰを放出します。前述のように、圧に対して敏感なのは表皮の最表層です。ここが刺激されるとＡＴＰが放出され、それに対して表皮の最深部が大きな反応を示すのです。

外部情報を最初に受け取るのは最表層ですから、それを受容する機能が最表層にあるのは極めて妥当なことです。次いでその情報が誘導したＡＴＰ、いわば二次情報は表皮の最深部で大きな応答を引き起こします。表皮の最深部はメルケル盤などの神経終末に接触しています。その部分で二次情報に対する応答が大きいのも、情報を神経系に伝達することを考えれば妥当と思えます。

大脳で高次情報処理を行なう最表層の皮質は六層の層状構造を持っています。各々の層で成される情報処理、それが他の層との間でやりとりされますが、人間ではこの皮質が特に発達していて、他の動物とは異なる精神活動の原点であると考えられています。

表皮もいくつかの異なる組織が層をなしています。圧刺激には最表層が最も敏感で、二次情報

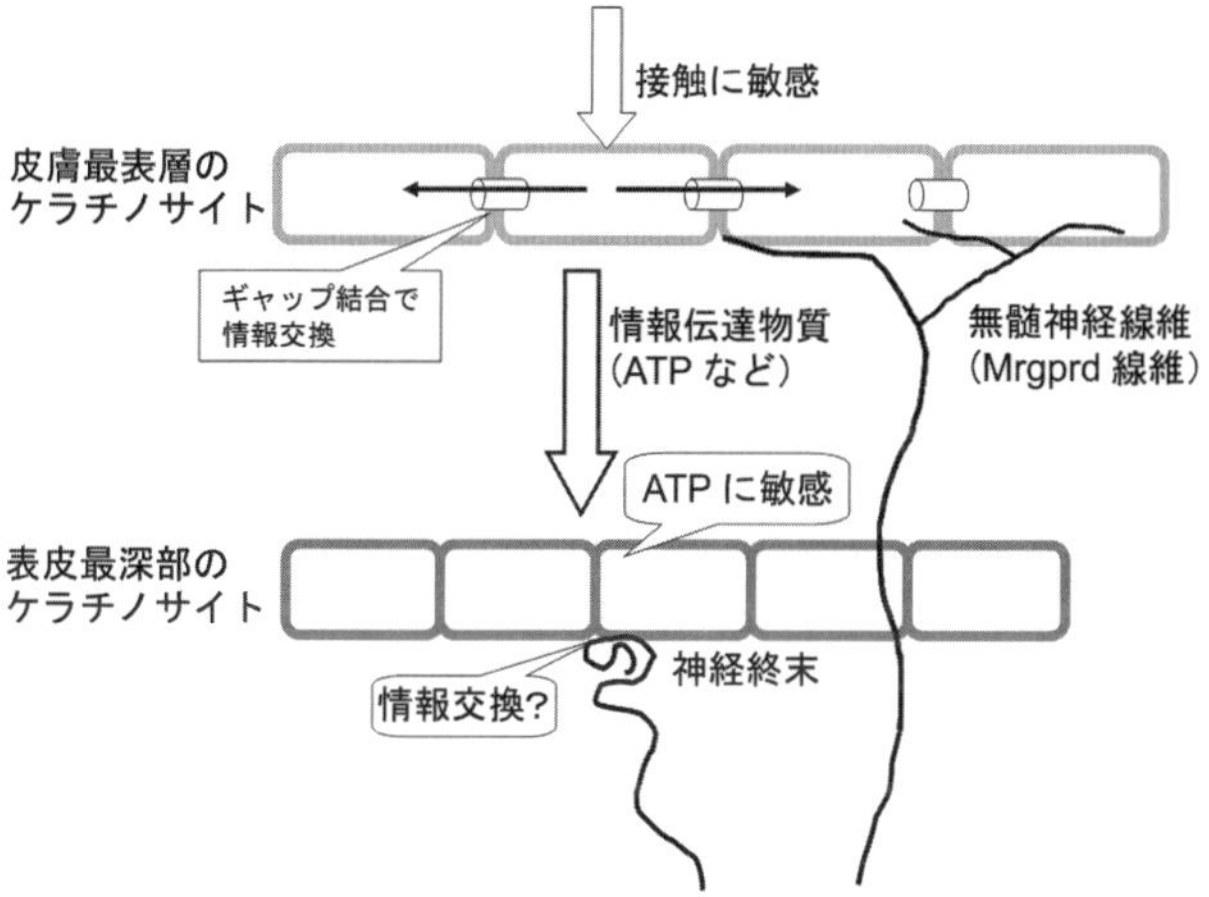

図11　表皮の情報処理システム

のＡＴＰを放出します。電位を受容するタンパク質も表皮の表面に存在します。また最表層のケラチノサイトは互いにギャップ結合でつながれていて、外部からの刺激が広がりやすくなっていると考えられます。

一方、表皮最深部は二次情報ＡＴＰに対する反応が大きい。また生体にとって危険である低温に対する応答も、表皮表面より深部で活発であることがわかっています（Tsutsumi M. 2010. J Invest Dermatol 130 : 1945–8）。どのような機能を持っているのかはまだ不明ですが、前述のように、光受容タンパク質の分布も表皮の深さによって異なっています。

また、表皮に進入している末梢神経線維の分布も深さによって異なることがカリフォルニア工科大学のグループによって報告されています（Zylka MJ. 2005. Neuron 45 : 17–25）。まず、Ｍｒｇｐｒｄというタンパク質で識別される神経線維は、組織のダメージに応答する神経（侵害受容線維と呼ばれる）で、感覚器では表皮にしか存在しません。そしてこの神経線維だけが表皮の最表層にまで伸びています。もう一つ、CGRPという神経伝達物質を持つ神経線維も表皮に進入していますが、これは表皮の最表層にはまったく入り込んでいません。

おそらくMrgprd線維は、表皮最表層のケラチノサイトとコミュニケーションを持ち、一方のCGRP線維は、それとは異なるコミュニケーションをケラチノサイトとの間で持っているのでしょう。これら無髄の神経は、人間の微妙な肌と肌との触れあい、愛撫のように繊細で、かつ情動に大きな作用をもたらす皮膚感覚に寄与しているという説があります（Olausson H. 2002. Nat Neurosci 5 : 900–4/Liu Q. 2007. Nat Neurosci 10 : 946–8）。さらに表皮最深部ではメルケル盤、マイスナー小体とケラチノサイトとのコミュニケーションが存在しているかもしれません。これらの複雑なシステムが精妙な皮膚感覚の基盤になっているのでしょう。

第7章　自己を生み出す皮膚感覚

これまで述べてきたように、人間の皮膚はその特異な構造から、様々な刺激に対応する感覚器としての役割を果たしているといえます。そして、様々な刺激を受けた後、その情報は神経を通じて、あるいはホルモンによって全身や脳にもたらされている可能性があります。では、皮膚と人間の意識との関係はどうなっているのでしょう。皮膚が意識に対してどのように寄与しているのかを考えてみたいと思います。

自己とは何か

自己、すなわち私が私であること、その意識の本質について考えてみます。まずことわっておきたいのは、心身二元論の立場はとらないということです。つまり物質的な身体とは別に、非物質的な心、あるいは魂が存在する、という考え方はしません。現代の自然科学の方法論に基づき、非物質的存在は認めないという観点から、どこまで「自己意識」を定義できるかという試みです。

私の自己意識は、私の感覚器あるいは臓器からもたらされた情報と、脳との相互作用の結果、脳に生じた生理学的状態の一つです。医師でもあった作家アントン・チェーホフによれば、自己意識は鼻風邪の一症状に過ぎないとされます。

じっさい、ちょっとした鼻風邪をひきさえすればたちまち平衡（へいこう）を失って、小鳥を見ても梟（ふくろう）と思い、ことりと音がしても犬の吠え声だと思うようになるのだ。そうしてそうなれば、彼のペシミズムなりオプチミズムなりは、彼の大なり小なりの思想とともにことごとく、単なる病気の兆候としてよりほかは、なんの意味も持たなくなってしまう。

（「退屈な話」『六号病棟・退屈な話』松下裕訳　岩波文庫）

近年の社会心理学の実験では、ブドウ糖入りのレモネードを飲んだ被験者は、人口甘味料しか入っていないものを飲んだ被験者よりも、同性愛者に対する偏見が低下したという報告がありす（Gailliot MT. 2009. J Exp Soc Psychol 45 : 288–90）。自己意識は糖をなめるだけで変わってしまうということです。さらには排卵期の女性はより肌を露出させる衣服を選ぶという研究結果さえありす（Durante KM. 2008. Pers Soc Psychol Bull 34 : 1451–60）。ホルモンの量が変わっても自己意識は変化するようです。

最近の脳研究でよく用いられる核磁気共鳴を利用した脳の観察法（ｆＭＲＩ）も、人間の様々な意識状態が、それぞれ異なる脳の領域で血流状態が変動すること、つまり、意識に応じて特定の脳の活動が活発になることを示しています。そのため多くの研究者は、意識が、特定の脳の領域の活動に還元されると考えているようです。

現代科学の方法論を受け入れるならば、この考え方も納得できるでしょう。しかし、その一方で、多くの人が暗黙のうちに、時間の流れの中で変化はするが、どこかでつながりを持つ一連の自己意識というものの存在も、認めているように思われます。風邪をひくと、健康な時に比べて人は確かに悲観的になるかもしれません。しかし健康な時の自己と風邪をひいた時の自己は、乖離した別物ではない、そのように考える人が多いのではないでしょうか。

そのような自己、身体の状態、環境によって変化する意識をつなぐ「自己意識」、その実体は何なのでしょう。

進化心理学者のニコラス・ハンフリー博士は、進化の過程でそのような「自己意識」が形成されてきた、と説いています（『喪失と獲得』前出）。前に少し述べましたが、もう一度繰り返します。ハンフリー博士はまず感覚と知覚を区別します。感覚は単細胞生物でも持っています。ゾウリムシが自己の生存に不利な環境因子、例えば熱や塩分濃度を感知し、それを避ける運動をはじめる。これが感覚です。ハンフリー博士は感覚を環境因子に対する局所的な反応であると定義します。一方、脳が感覚器からの情報を認識することを知覚と定義します。一見、感覚と知覚は同じものに見えます。しかし、それは、感覚と知覚が同時に現われることが多いため、我々が混同しているだけだとするのです。私が熱いものに触れた時、反射的に手を引っ込めるのが感覚による応答であり、「熱い」と感じるのが知覚です。ですから脳がなければ知覚はありえません。

多細胞生物が現われ、全身にいきわたる神経網が形成されるようになると、感覚で得られた情報を再構築しはじめます。それは、大きくなった個体が、環境の変化に対して、より効率よく対処するために有効な手だてです。そのように処理された感覚情報をハンフリー博士は知覚と定義します。そして進化に伴って複雑になった知覚を統御するために「自己意識」が必要になってきた、というのです。個人の意識は物理的な実体のあるものではなく、様々な脳の生理学的状態であって、それ以上のものではないのです。

しかし、そこに、オーケストラの指揮者のような存在を仮定すると、複雑になった人間の知覚の制御に役立つとハンフリー博士は主張します。昨日、風邪をひいていた私と、風邪が治った今日の私が、同じ存在であると考えなければ、例えば、これからは風邪をひかないように注意しよう、というような対処は生じてこない。昨日の私、今日の私、明日からの私が同一の存在であるという意識を持つことによって、私は過去の経験から、未来へのより効率的な生存を選択できるのです。人間の自己意識とは、そのような生物学的合目的性から脳が作りだした一種の調整システムであるといえます。生理学的には、例えば感覚の固定化、つまり神経細胞のネットワークにおいて変化しないように処理された記憶が、自己意識の本質ではないでしょうか。

「存在」を徹底的に追究したエマニュエル・レヴィナス博士は次のように述べています。「時間とは自同性が分裂するという驚くべき事態であり、想起とは分裂した自同性を取り戻すことである。想起という自同性の再発見によって、存在することは、存在すること『固有の時間を構成する』のだが、それにもかかわらず、時間と想起は、存在することならびに真理の彼方にある」(『存在の彼方へ』合田正人訳　講談社学術文庫)。ここでは「自同性」が自己意識に相当するでしょう。しかしそれは「時間」と共に「真理の彼方」にあるというのです。

ハンフリー博士は、「自己意識」は、進化の過程におけるごく新しい時代に成立したと考えているようです。しかし私は、単細胞生物が集合し始めた段階で原始的な「自己意識」が出現したと考えています。

中垣俊之博士らによる一連の粘菌の研究に対して（Nakagaki T. 2000. Nature 407 : 470/Tero A. 2010. Science 327 : 439-42）、粘菌に「知性」があるような印象を持った人もいるようです。例えば迷路の中に粘菌を置くと、細胞分裂を伴わない分裂を繰り返し、やがて多数の核を持つ原形質の塊になって迷路全体に広がります。その後、迷路の入口と出口に食物を置くと、アメーバ状の粘菌は入口と出口を結ぶ最短経路をつなぐ形になります。しかし、これが「知性」だと主張されると、苦笑する人も多い。その証拠に中垣博士は「イグ・ノーベル賞」を受賞しています。この賞については様々な評価があるかと思いますが、私には一種の侮蔑としか考えられません。私は、この粘菌の「知性」と私の「自己意識」は、生物学的には同じ次元にある現象だと考えているのです。

迷路を「解いた」粘菌は、最も効率が良い形状、すなわち最短の長さで二ヶ所の食物を摂取できる状態を選択した。しかも、全体を鳥瞰してプランを決定したのではなく、迷路の「行き止まり」の部分に出たり入ったりしながら、次第により短い形を選択していったのです。

このプロセスは、かつて大脳研究者の松本元博士が提唱した人間の学習プロセスに似ています。松本博士によれば、新しい情報が脳に入力されると、それまでの経験により獲得されていた「表引きテーブル（と、松本博士は表現する）」から、入力情報と最も関連性が高いものを選択し、出力する。その出力によって新たなアルゴリズムが獲得され、将来の新たな入力のために保存される、これが学習であると松本博士は主張しました（『愛は脳を活性化する』岩波書店）。

卓越したコンピューターの技術者であり、かつ成功した起業家でもあるジェフ・ホーキンス博士も同様の考え方を提示しています。コンピューターのシステムに通暁していたホーキンス博士は、脳の特異性に気づきます。電子の動きで計算するコンピューターが何億、何兆というステップをふまないと処理できない問題を、脳はシナプスという処理速度が遅いシステムを用いているにもかかわらず、せいぜい百ステップぐらいで解いてしまうのです。その理由として博士は脳が問題の答えを「計算」するのではなく、記憶の中から引き出してくると考えました（『考える脳考えるコンピューター』ジェフ・ホーキンス、サンドラ・ブレイクスリー著　伊藤文英訳　ランダムハウス講談社）。

粘菌に内在する「表引きテーブル」あるいは「記憶」は、「食物を多く摂取する」「身体をなるべく小さくする」というシンプルなものであり、対して人間の「表引きテーブル」は膨大な情報を保存できます。しかしその相違は量的なものであって、質的には、つまり細胞生理学的なレベルでは、同じものであると考えられます。

ふたたびハンフリー博士の主張に戻れば、「迷路を解く粘菌」に、全体の状態を把握してプランを作る「指揮者」が存在しないのと同様に、人間の脳の中に、変転する意識を上位から常に結びつける「自己」は存在しません。ただ人間の意識は、そのような「自己」を仮定することによって、より高度な生存戦略を構築できるようになったというだけです。

「自己意識」の原始的な形は、多細胞生物が出現した段階でできたと述べましたが、その一方で現代の人間が有している自己意識の歴史は、比較的新しいのではないかと思われます。神経科学者であるM・S・ガザニガ博士は、心身二元論的な心を人類が有するようになったのは、四万年前、死者を手厚く葬ることが始まった頃だと推測しています（『脳のなかの倫理』梶山あゆみ訳紀伊國屋書店）。すなわち「身体」とは別の「心」や「魂」のような概念を持つにいたって、初めて死んだ者の身体に敬意を表するようになったというのです。確かに他の動物は、死んだ仲間の身体に特別なふるまいをすることはほとんどありません。死んだ子ザルを長く抱いている母ザルの話は有名ですが、それは単に子ザルの死を認識できないからかもしれないのです。

ガザニガ博士の説には説得力があります。埋葬の儀式の始まりは、人類の意識が、より現代的なものに近づいたことを示しているでしょう。しかし、私は、デカルトに始まる「心身二元論」はもっと新しい意識ではないかと考えています。中国古代の荘子は語ります。

むかし、荘周は自分が蝶になった夢を見た。楽しく飛びまわる蝶になりきって、のびのびと快適であったからであろう。自分が荘周であることを自覚しなかった。ところが、ふと目がさめてみると、まぎれもなく荘周である。いったい荘周が蝶となった夢を見たのだろうか、それとも蝶が荘周になった夢を見ているのだろうか。荘周と蝶とは、きっと区別があるだろう。こうした移行を物化（ぶっか）（すなわち万物の変化）と名づけるのだ。

明け暮れにこうした心の変化が起こるのは、もともとその原因があって生み出されたものであろうか。〔いったい〕相手がなければ自分というものもなく、自分がなければさまざまな心も現われようがない。これこそが真実に近いのだ。それでいて、何がそのようなさまざまな状態を起こさせるのかは分からない。真宰――真の主宰者――がいるようでもあるが、その形跡は得られない。作用(はたらき)の結果は確かであるが、そうさせたものの形は見えない。実質はあるが姿形はないのである。

(『荘子』内篇　斉物論篇　第二　金谷治訳注　岩波文庫)

二〇〇〇年以上前の中国の哲学は、心身二元論から離れて自由です。

身体とは別個の、心の存在が強く認識されるようになったのは、ルネサンス以降の近代科学の発展がきっかけであったと思われます。実験科学が大きな成功をおさめてくると、観察する主体と、観察される対象の区別が明らかになってきます。なぜなら観察する主体を強固に設定しないと、実験科学は成り立たないからです。近代科学を創生したデカルトが心身二元論に執着したことも理解できます。キェルケゴールは、人間個人が決して触れることのできないキリスト教の神による絶対的真理を設定し、その下で個人の精神の自由を主張しました。

そのような思想は、さらに個々の意識を個人に強く結び付けたでしょう。それは近代科学の発展と相まって、身体と峻別される心の存在を人間に意識させてきたと思います。例えば二〇世紀になって、脳の研究でノーベル生理学医学賞を受賞したエックルス博士やペンフィールド博士のような科学者ですら、心身二元論を支持しました。このことが、近代科学の発展と心身二元論のつながりの強さを示しています。

しかし、私は心身二元論を受け入れません。そうなると次に浮かび上がるのは「何が『自己意識』を作り上げているのか」という疑問です。

かつて、てんかん患者の治療として、大脳の右脳と左脳をつなぐ脳梁を切断するという手術が行なわれたことがあります。そのような措置を受けた脳は「分離脳」と呼ばれますが、分離脳の研究者であるガザニガ博士は、左脳が自己意識を作っている可能性を示唆しています。以下、やや込み入っていますが、その考え方の基本となった実験について説明します。

不思議なことですが、左の眼や左手は右脳につながっていて、右の眼や右手は左脳につながっています。このことをまず覚えていてください。「分離脳」の措置を受けた患者では、当然、左脳と右脳の間に直接のコミュニケーションはなくなってしまいます。ガザニガ博士は分離脳を持つ被験者の顔の正面に衝立（ついたて）を立て、右眼は左側を、左眼は右側を見ることができないようにしました。その上で右眼にニワトリの脚の絵、左眼に雪景色の絵を見せました。この時、右眼につながる左脳がニワトリの脚、左眼につながる右脳が雪景色を見ていることになります。それから博士は被験者に右左各々の手で、自分が見ている絵と関連性がある絵を四種の絵柄から選ばせました。右手にある絵は「トースター」「ニワトリの頭」「リンゴ」「トンカチ」であり、左手にある絵は「シャベル」「ローラー」「箒」「ツルハシ」でした。

すると（ニワトリの脚を見た）左脳につながっている右手はニワトリの頭の絵を、（雪景色を見た）右脳につながっている左手はシャベルを選びました。この時、被験者に何が見えたか尋ねると「ニワトリが見えた」と答えました。右脳につながっている左眼は確かに雪景色を見ていますし、その情報は右脳にもたらされているのですが、右脳には言語能力がありません。普通なら右脳の情報が左脳にもたらされ、雪景色も見た、という認識がなされるのですが、分離脳では右脳の情報は言語化されず、そのため言語的な意識につながらないのです。にもかかわらず右脳は言語にならない認識で「雪景色—雪かき—シャベル」という連想をし、右脳につながる左手はシャベルを選んだのです。右脳には言語能力は無いが、その程度の判断と行動は行なえるのです。

しかし被験者に「なぜシャベルの絵を選んだか？」と問うと「シャベルはニワトリ小屋を掃除する時に必要だ」と答えたといいます。つまり言語による「説明」は左脳でしかできないのです。左脳は雪景色を見ていませんが、シャベルを選んだ理由をなんとか意味づけようと、「ニワトリ小屋の掃除」という苦しいつじつま合わせを行なったのです。この結果からガザニガ博士は、左脳が様々な情報からつじつまの合う関連性を構築する役割を担っている、と結論しました(Gazzaniga MS. 2000. Brain 123 : 1293-326)。

我々の自己意識は鼻風邪やブドウ糖やホルモンで簡単に変化するものなのですが、変化しつつも時間を超えて継続して存在する自己意識、それは、心と言ってもいいかもしれません。そして、その存在を「作り出して」いるのは左脳であると考えられます。迷路を解く粘菌の動きに「知性」の存在を感じてしまうのも、この左脳の働きです。

人間では、左脳が言語情報の処理にあたるのに対して、右脳は空間情報の把握を担っているとされます。この非対称性は、進化の過程で言語処理を担う領域の拡大に伴い、空間情報を処理する部位をいわば右に押しやってしまったためであると考えられています（LeDoux JE. 1982. Brain Behav Evol 20 : 196–212）。

行動心理学の研究結果は、物事や行動の原因について、人間だけが、何かが主体的に行なった結果であると考える傾向があることを示しています。夜道を歩いている時、前方に動くものが見えると「誰だ？」とまず考えますが、実は風に揺れる看板だったりします。就寝中、玄関先で音がすると「泥棒ではないか？」と不安になりますが、実は外に立てかけてあった箒が風で倒れただけだったりします。

チンパンジーと就学前の子供（三〜五歳）に、重心をずらして立たせることができないブロックのおもちゃを与えるという実験が行なわれました。六一パーセントの子供は、なぜ立たないのか調べる様子を示しましたが、チンパンジーではその行動は認められませんでした（Povinelli DJ. 2001. Can J Exp Psychol 55 : 185–93）。人間は進化の過程で、出来事の原因を探索する性質を獲得したようです。時にそれは無意味な錯覚を起こしますが、一方で潜在的な危険、将来起きるかもしれない事故を防ぐために有効な能力であったことは間違いないでしょう。

ガザニガ博士はさらに考察を深め、例えば宗教も左脳の所産であると主張しています。常に変転し、予測がつかない自然に対し、創世神話を構築して、その存在を説明しようとする。さらには人間集団の運営をうまく遂行するために様々な宗教的倫理を作り出す。規模が大きく歴史が長い宗教ほど、その倫理は集団の生存条件に合致する内容になっていると考えられます。例えば同じ信仰を持つ者同士の助け合いや、集団の秩序を乱す者への「神の罰」などです（『脳のなかの倫理』前出)。

自然科学もまた左脳の創造物です。混沌とした世界の中に、何らかの法則性や意味を見出そうとする意識、それは物事のつじつまを合わせようとする左脳の仕業でしょう。そして自然科学の発展が、様々な問題を起こしつつも、人類の繁栄につながってきたことは否定できません。

左脳は、宗教を創り、科学を発明し、その過程で強固な自己意識も確立してきたのです。

自己を生み出す皮膚感覚

詩人、評論家として知られるポール・ヴァレリーの作品に、「私」と「医者」との対話で構成される「固定観念 あるいは海辺の二人」(『ヴァレリー全集3』菅野昭正・清水徹訳 筑摩書房)があります。精神的な苦痛にさいなまれた「私」は街を歩き回り、やがて海辺で知り合いの医者に出会います。医者に向かって「私」はこう語ります(傍点は原文ママ)。

われわれは自分を掘り下げようとしていろいろな試みをしているが、そこにはとんでもない幻想があるんじゃないか、

いくら掘り下げてみたって仕方がない、われわれは……外胚葉なんですから。

すべては皮膚の発明物なり!……

人間においてもっとも深いもの、それは皮膚だ、——その人間が自己を知っているかぎりは。

この節ではヴァレリーによる「皮膚の深さ」について、少し考えてみたいと思います。

前節で述べたように「自己意識」が左脳の産物であれ、私たちは、自分と他者を迷わず区別して生きています。では、私たちが持っている感覚の中で、どの感覚機構が自分と他者、あるいは自分とそれを取り巻く世界とを区別しているのでしょうか。

聴覚は専ら環境の変化を察知するために使われます。私たちの身体の中では液体や気体の流れが常に起きていますが、普段その音を認識することはあまりありません。自分の声が他人の声でないという認識は、聴覚で識別する以前に、自分が発声したという、その行為の認識によってなされます。録音された自分の声を聴く時、多くの人はかすかな不快感を覚えます。思うに、それは自分が声を出したという認識がないのに自分の声を聴覚がとらえたために生じた、意識の混乱によるものではないでしょうか。聴覚は外部からの情報を提供する感覚であり、自他の区別を認識させるものではないのです。

味覚も外部からの刺激の受容機構だといえます。人間の場合には舌の上で接した物質から溶けだした分子、それは塩化ナトリウムであったりブドウ糖であったり、あるいは酢酸の分子であったりしますが、それを味蕾(みらい)で識別するのです。自分の味、というのもないわけではありません。自分が分泌した汗は塩辛く感じます。しかし汗は既に外部に放出されているものであり、それが

「自分以外の味ではなく、自分自身の味」であるとは言いきることはできません。少なくとも人間は味覚によって自他を区別することはありません。

嗅覚は自他の峻別に関わることがあるでしょうか。嗅覚が発達した動物では、例えば犬は、自分の縄張りを確認するために、自らの排泄物で標識を残します。しかしそれは、自分の排泄物と他者のそれとを区別しているのであって、自己と他者を直接、識別しているとは言いがたい。その一方で私たちの嗅覚には不可解なことがあります。尾籠な話題で恐縮ですが、他人の排泄物の臭いは堪えがたいが、自身のそれは、排泄直後の時点では比較的、許容しやすいように思えます。ここでは嗅覚に自分と他人の区別が現われています。そのしくみはわかりませんが、自身の排泄の記憶が鮮明な場合、脳で嗅覚の快・不快の判断が変わるのではないでしょうか。そのような場合、嗅覚は自己の行為の意識と協力して、自他の区別をしていると言えなくもない。しかしそれはかなり限定された場面でしか成立しないと思われます。

次に視覚は自他の区別に寄与しているでしょうか。今、キーボードの上を動いているひと組の手が私の手であることを私は知っています。それは私がその手の視覚的特徴を細かい部分まで記憶していて、そこから自分の手であるという判断を下しているのではありません。私が両手をキーボードから離して下に降ろしている時、私の手とそっくりのシリコンゴム製の手がキーボードの上にあっても、私はそれが作り物であると思うでしょう。なぜなら私は自分の手がキーボードの上にないことを知っているからです。それを知らしめているのは、身体感覚です。私は今、自分の身体、手や脚や頭がどの様な位置にあるのかを知っています。私の視覚が私の手にそっくりな物体がキーボードの上にあることを認識していても、身体感覚が私の手がキーボードの上にはないことを告げていれば、それは私の手ではないと私は判断します。したがって視覚も自他の区別というより、外部世界の認識が主たる役割であると思われます。

さて皮膚感覚、とくに触覚と呼ばれる感覚は、自己と環境の認識においてどのような役割を担っているでしょうか。触覚は身体感覚と強く結びついています。例えば私が自分の頭に触れる時、私の手は私の頭髪を感じ、私の頭皮は頭髪に私の手が触れていることを感じます。その各々の認識は私の手が私の頭の上にある、という身体感覚で保証されます。私が他人の頭に触れた時には、私の手は頭髪を感じても、私の頭皮は何も感じません。そのため私は、今触れているのは他者の頭、あるいはそれに似た毛の生えた何かの物体だろうと判断します。逆に私の頭皮が、何かが私の髪に触れていることを感じているにもかかわらず、私の手が、頭髪を感じない、あるいはそういう行為をしていないと身体感覚が告げる場合には、誰かが私の頭に触れている、と判断します。皮膚感覚は身体感覚と共同して自己と他者を区別します。皮膚感覚は、私と環境、私と他者、私と世界を区別する役目を担っているのです。

自己と他者を区別する皮膚感覚は、その役割のためでしょうが、意識と強く結びついています。他人にくすぐられた場合、くすぐったいという強い情動が生まれますが、自分で自分をくすぐってても、くすぐったくはありません。この現象についてはブレイクモア博士の仮説があります(Blakemore SJ. 2000. Neuroreport 11 : R11–6)。自分で自分をくすぐる、という動作に際して脳の運動野、つまり動作を惹起する場所が活性化されると、感覚に寄与する脳の部分である感覚野の作動、つまり感じるという機能が抑制される、というのです。そのメカニズムは不明ですが、くすぐったい、という感覚が生じるためには、それが他者によってなされた行為であるという意識が必要です。

このように、皮膚感覚には常に自己と他者の区別が付随します。もう一つの例として、一三人の女性を被験者にした実験で、自分で自分に触れた時より、他人に触れられた時の方が心地よく感じた、という報告があります（Guest S. 2009. Acta Psychol 130 : 115-26）。これは、触覚に伴う情動に対しては、誰が（他人が、自分が）触ったかが大きな影響を及ぼす一例です。

視覚、聴覚、味覚、嗅覚といった他の感覚は、意識の影響を受けにくいと思われます。例えばあなたが若い男性だと仮定します。魅力的な女性が着ている赤いドレスも、大男の強盗が振り上げる赤い鉄パイプも、どちらもあなたには赤く見えます。また、ピアノの音は、演奏の技術の違いはあっても、あなたがピアノの音を知っているなら、誰が弾いてもピアノの音に聴こえます。あるいは誰がくれても砂糖は甘く、塩はからい。視覚、聴覚、味覚に比べると、嗅覚はやや意識の影響を受けるといえそうです。前述の自分と他人の排泄物に対する意識の違いがその例です。一方、皮膚感覚は意識の影響をさらに強く受けます。魅力的な女性に手を握られた時と、強盗に手を握られた時とでは、たとえそれが同じ強さであったとしても、あなたは全く異なる皮膚感覚、あるいは情動を覚えるでしょう。

私は皮膚感覚の研究は他の感覚の研究に比べて遅れていると思っているのですが、その理由の一つが、このように個人の意識の影響を強く受けるためであると考えています。

前述のように、皮膚感覚は自己と他者を峻別する重要な感覚です。またそれは自己意識と密接なつながりをもっています。意識は脳という臓器だけでは生まれません。身体のあちこちからもたらされる情報と脳との相互作用の中で生まれるのです。とりわけ皮膚感覚は意識を作り出す重要な因子であるといえるでしょう。

皮膚感覚を異常な状態にする装置があります。例えばアイソレーションタンクというものです。内部は体表温度と同じ三四度に保った濃厚な硫酸マグネシウムの水溶液で満たされ、光や音が遮断されていますが、呼吸はできるようになっています。裸で中に入ると、ふわりと身体が浮きます。この状態では視覚、聴覚、そして皮膚感覚がほぼ遮断されています。このタンクに入った経験者は自我や身体感覚が示す自己の空間的位置が自己の身体から離脱する、という体験を記述しています（『サイエンティスト』J・C・リリー著　菅靖彦訳　平河出版社／『ご冗談でしょうファインマンさん』R・P・ファインマン著　大貫昌子訳　岩波現代文庫／『臨死体験』立花隆著　文春文庫）。あるいは、宗教学者の鎌田東二博士は、滝に打たれる行の後で、やはり自我と自己の空間的位置が、自己の身体からずれた経験を語っています（『聖なる場所の記憶』講談社学術文庫）。これらの現象を勘考すると、今、ここにいる私、という意識をもたらすのも皮膚感覚であるように思われます。

スウェーデンのカロリンスカ研究所のエアソン博士も簡単な仕掛けで自己が身体を離れる感覚をもたらす実験を行なっています。ここでも重要な役割を果たすのは皮膚への刺激です。椅子に座った被験者はゴーグルを着けています。被験者の二メートル後ろにはビデオカメラが置かれています。ゴーグルの内側には、被験者の後ろに置かれたビデオカメラが映している被験者自身の後ろ姿が映っています。つまり被験者はずっと自分の後ろ姿を見ているのです。そこで実験者はプラスチックの棒で被験者の胸とビデオカメラの手前の何もない空間を同時に突つきます。この時被験者は胸を突つかれるのを感じるのと同時に、自分の背後の空間が突つかれる映像を見ます。すると何人かの被験者が、自分の身体が自分の背後の空間、ビデオカメラのすぐ手前にあるような錯覚を覚えました（Ehrsson HH. 2007. Science 317 : 1048）。

一方、自分の身体が現在ある位置に存在する、と正しく認識するためには、右脳の側頭—頭頂接合部が重要な役割を果たしているようです。私たちはこの部位で身体からの感覚情報を統合しているらしい。そこが刺激を受けると、やはり体外離脱を体験することになるようです。スイスのジュネーブ大学の病院でその場所に電気刺激を与えられた患者は、繰り返し体外離脱を経験しました（Blanke O. 2002. Nature 419 : 269-70）。臨死体験などで報告されているように、ベッドに横たわっている自分を天井から眺めている、という体験です。「上から自分がベッドに横たわっているのが見えます。でも脚と下半身しか見えません」「ベッドの上、二メートルぐらいのところ、天井の近くに浮いています」（患者の言葉）。皮膚感覚と側頭—頭頂接合部との関係をさらに調べていけば、いわゆる身体感覚、言い換えれば自分の身体がそこにある、という意識が生み出される一連のメカニズムが明らかになるでしょう。

皮膚感覚は自他を区別し、空間における自己の空間的位置を認識させる。皮膚が自己意識を作っている、と言っても過言ではないでしょう。

社会システムと感覚

人間にとって視覚は、皮膚感覚とは逆に、自己と他者、自己と世界とを結びつけるために重要な役割を果たしてきたと思われます。スペインのアルタミラの洞窟で野獣の絵を描いた旧石器時代の人々は、そのイメージを仲間と容易に共有できたでしょう。やがてヒエログリフや楔形文字のような古代文字が発明され、個人のイメージはさらに正確に、さらに幅広く、時間と空間を超えて、他者に伝達できるようになりました。このことによって、大きな社会、文化、文明、換言すれば、大人数の集団を組織化するシステムの構築が可能になったと言えます。

その状況は視覚中心の人類のシステムの進化をさらに加速させました。活字印刷技術の発明からインターネットに至る情報技術の発展は、情報の共有化を精密にし、より精妙な社会システムを構築しようとする人間の意志の現われでしょう。世界各地で様々な文化、文明が現われては消えましたが、大抵の場合、より強靭な情報システムを構築したグループがグループ間の闘争に勝利を収めてきました。現代の「先進的」社会ほど、記号化された視覚的情報に重きを置いたシステムを有しているように思われます。

視覚に次いで聴覚も情報の共有化に寄与してきたと考えられます。まずは言語の発明があり、古代ギリシャでは演説が尊ばれたといいます。文字を持たない文化や、あるいは文字を学ぶ機会を得られなかった人々には、聴覚—言葉による情報の伝達が、重要な役割を果たしていたでしょう。やがて録音技術と、音声を電気信号に変換して遠方に届ける技術が開発され、聴覚による情報の共有化は時間と空間を容易に超えることができるようになりました。現代の情報ネットワークシステムでは、視覚と聴覚による情報伝達が精妙な発展を遂げたのです。

視覚、聴覚の伝達技術が、嗅覚や味覚、皮膚感覚に比べて著しく発展したのは、光と音が物理的にはいずれも波動であり、電気信号に変換しやすかったのも理由の一つでしょう。嗅覚や味覚においては、何らかの物質、分子が必要ですが、現在の科学技術は物質の情報を電気信号に変換する直接的な方法を持ちません。特に嗅覚については、個人の意識がその認識に作用するため、大勢の人間が共有できる情報になり得ないことが、嗅覚伝達の技術革新への意欲を人類にもたらさなかった理由だと思われます。まして個々の人間の意識と密接につながっている皮膚感覚については、それを他者と共有化する試みさえ、ほとんど行なわれませんでした。かくして現代の先進的な科学技術を享受できる環境に生きる多くの人々にとって、視覚情報と聴覚情報が生活の上で重要な情報となり、時にはそれらだけが、個々の意識の決定を左右するようにもなるのです。

しかし、皮膚感覚は、私たちを強く揺さぶります。五感がもたらす様々な刺激のうち、皮膚感覚ほど個々の快・不快を惹起するものはないでしょう。例えば性的な接触は強烈な快感をもたらし、逆に皮膚の痛みや痒みは、堪え難い不快をもたらします。視聴覚情報をもとに、客観的に自己に有利な意思決定をしようとする人間の意識を、皮膚感覚は往々にして狂わせてしまいます。システムの中で生きる人間を、皮膚感覚は突然、個人に戻してしまうのです。それは皮膚感覚が他の感覚に比べて強く個人の意識に結びついており、自己と他者を区別するという重大な役割を担っているためです。時として社会のシステムと対立する文学や演劇などの芸術が、往々に恋愛を主題にするのは、そのためかもしれません。

おんみらが肌と肌とを触れあって至高の幸をかちうるのは、愛撫が時を停めるからだ、
愛におぼれるおんみらを結んだ場所が消えぬからだ、
おんみらがそこに純粋な持続を感ずるからだ。

（第二の悲歌）

（リルケ『ドゥイノの悲歌』手塚富雄訳　岩波文庫）

一見、皮膚感覚は社会システムを構築するのには適さない、何か未発達の原初的な情報取得手段であるように思えるかもしれません。しかし、それは違います。皮膚感覚だけで、我々の言語的意識、あるいは論理的思考を発達させることができるのです。例えば視覚に障害がある人は、点字という皮膚感覚情報で、情報を他者と共有し、社会システムに参加し、論理的思考を深化することができます。有名なヘレン・ケラーの逸話では、水の触覚と言語を結びつける経験を糸口に、高度な言語的意識を構築しています。

ウィスコンシン大学のバック＝イー＝リータ博士が視覚障害者のためにある装置を開発しました。舌の上に細かな格子状の板をのせ（格子の一辺に一二本、合計一四四本の突起がある）、カメラが撮った映像を、その格子の上に圧力パターンとして映し出すというものです。この装置を用いると、やがて脳は舌の上にもたらされた圧力パターンを視覚として認識するようになり、そ

の訓練を受けた先天的視覚障害者は、転がってくるボールをバットで打つことができるまでになりました（Bach-y-Rita P. 2003. Trends Cogn Sci 7 : 541-6）。

この装置を使ってデンマークのコペンハーゲン大学とカナダのモントリオール大学の共同チームは、視覚障害者と目隠しをした健常者、それぞれ一〇人ずつで「舌でものを見る」訓練を行ないながら、脳の活動部位をｆＭＲＩで観察したところ、訓練中は両グループで脳の活動部位が異なっていたのが、訓練終了時には、両グループとも大脳の視覚野の活動が見られるようになった、と報告しています（Kupers R. 2010. Proc Natl Acad Sci USA 107 : 12716-21）。つまり視覚障害者に舌への圧刺激で入力された情報は、本来、視覚情報を受け持つ領域で処理されたのです。脳の感覚野は五感それぞれで部位が異なっていますが、それらは固定されたものではなく、状況によって、使い方が変わるようです。

皮膚感覚は個々の意識の影響を受けやすいものですが、視覚の代わりを担えるのです。つまり私たちの論理的思考を構築するに足る、外部世界の情報を私たちに提供しうる感覚なのです。

人間の視覚は、誕生後すぐには役に立ちません。視覚によって物体の形、質感、距離感などを認識するようになるためには、誕生後、まず物体に触れ、その皮膚感覚と視覚映像とを結びつける学習が必要なことを、いくつかの発達心理学的な研究が指摘しています。結局、外部の世界を最初に認識するのは皮膚感覚なのです。

さらに視覚による認識は、個人の「見よう」という意志が前提になっています。そのため、正常な眼球網膜に何かの映像が投影されていても、その個人には「見えていない」場合があることを認知科学は指摘しています（Simons DJ. 1999. Perception 28 : 1059–74）。さらに視覚情報は、脳において処理されて、初めて認識されます。そのプロセスには往々にして問題が生じ、見えないものが見えたり、実際とは異なるものが見えたりすることが、健常者でも頻繁に起きます。いわゆる目の錯覚です。

人間の認識を論ずる哲学者らは、視覚による観察と実在との関連を様々な角度から論じてきました。その結果、例えば大森荘蔵氏は、目に見えるものが実在するとは限らず、触れることができるものだけが実在する、と主張しました（『流れとよどみ』産業図書）。個人の認識と、実在との関係を突き詰めていくと、結局、頼りになるのは皮膚感覚である、という結論にたどり着くのです。皮膚感覚は自他を区別するだけではなく、最も信頼できる世界（自己を含む）認識の機能であると言えます。

視聴覚の研究に比べて、何かと遅れ気味であった触覚のテクノロジーについても、最近、ようやくアプローチがなされるようになってきました。「脳マシンインターフェイス（ＢＭＩ）」と呼ばれる技術があります。これは脳の活動を体外の装置に結びつけるものです。例えば義手にこれを応用した場合、脳で「動け」と命ずれば、それが電気信号となって、思った通りに義手が動く、というものです。腕や脚を失った人々にとっては、非常に有効な技術です。

最近、アメリカのデューク大学でその義手に触覚を持たせるための技術が開発されました。これまでは脳から義手への一方向の情報経路だったため、義手で何かを掴むのは難しかったのです。もし義手の指先にセンサーがあって、何かに触れた時、そのシグナルが感知できるようになれば、義手で物に触ったり、さらには物を掴んだりすることが容易になるでしょう。

新しい技術では実験にサルを使いました。サルの脳の表面で、手の運動を司る部分（一次運動野）と、触覚を感知する部分（一次体性感覚野）に電極を設置します。そしてスクリーン（仮想空間）を眺めながらスクリーンの中の腕（のイメージ）を実際の手元にあるコントローラーを動かして、スクリーンの中の物に触れる訓練をさせます。そしてイメージ上の手がスクリーンの中の物に触れた時だけ、「触った」感覚のシグナルが脳に送られるように工夫しました。サルはその時にはご褒美に果物ジュースが貰えます。そうするとサルはスクリーンの中の手でスクリーンの中の物に触れる、ということを学習し、イメージ上の腕を自在に操ってスクリーンの中の物に「触れる」ことができるようになったのです（O'Doherty JE. 2011. Nature 479 : 228-31）。この技術が進み、触覚を持つ義手や義足ができれば、障害を持つ人たちは、より使いやすい手や足を持つことができるでしょう。

これからも様々な観点から触覚に関わる技術が開発されるでしょう。そうなると触覚は視聴覚に並ぶコミュニケーションの手段となる可能性があります。そして、それが情動に大きな作用をもたらすことから、社会システムそのもののあり方にも影響を与えるかもしれません。

第8章　彩られる皮膚

これまでは専ら、皮膚の感覚を中心に、それが心理や自己意識に及ぼす影響について述べてきました。一方で、体毛が極端に少ない人間の皮膚は、様々に彩られることによって、他者に対して多様なメッセージを発信する、スクリーンとしての機能も有しているように思われます。この章では、人間の皮膚が彩られること、その意味、さらにはその起源や歴史について考察してみます。

メイクアップすることの心理的効果

メイクアップによって自分の外見を美しくすることは、ともすれば虚栄、虚飾あるいは贅沢と批判される場合があります。しかしメイクアップは人間の情動に大きな影響を及ぼすようです。

東北大学の阿部恒之博士は、長らくこの問題にとりくみ、様々な観点からメイクアップの心理学的な意味を論じています。広い意味で捉えれば、化粧行為の中には次節で述べる身体運動をひきだす効果、皮膚へのマッサージ効果、あるいは香料が嗅覚を通じてもたらすストレス緩和効果などがありますが、この節ではメイクアップによる外見の変化が人間の心理に及ぼす影響について述べます。

阿部博士が直接関わった研究に、顔面神経麻痺の患者さんへのメイクアップ施術の実験があります。顔面神経の麻痺は多くの場合、左右どちらかの表情を動かす筋肉が動かなくなるという症状を引き起こします。そのため表情が左右不均衡になり、これが患者さんの心理的負担になる場合が多いのです。阿部博士は医師とメイクアップの専門技術者との共同研究を立ち上げ、左右不均衡になっている顔に、それが左右対称に見えるようなメイクアップを施しました。その後、患者さんにそのメイクアップの方法を教え、続けてもらうことにしました。その結果、患者さんの外出する機会が増え、さらに本人による性格検査の結果でも、より明るく、積極的になったという結果が得られました（『ストレスと化粧の社会生理心理学』阿部恒之著　フレグランスジャーナル社）。

同様の例として、太田母斑と呼ばれる顔面のあざをメイクアップでカバーするという施術をした結果、仕上がりの満足度が高い対象者、つまりきれいに母斑をかくすことができたと感じた対象者では、情動のみならず、免疫系の向上も観察されたのです（Kan C. 1995. J Soc Cosmet Chem Japan 29 : 242-51）。

これらの例が示すように、特に顔の外見に心理的負担を抱く人にとって、その問題を適切なメイクアップで美しく整えることは心と身体に大きな影響を及ぼすのです。まず心理状態を改善しストレスを緩和します。そしてストレスの緩和は、免疫系機能の向上をもたらすのです。人間は外見ではなく中身が大切、というのはもちろん正論なのですが、初対面の場合に重要視されるのが何かといえば、やはり外見でしょう。特に人間ではその顔が注目されます。顔に何らかの外見上の心理的負担を抱く人にとって、メイクアップによるカバーは、ごく手軽に負担を軽くする有効な手段となるのです。

一方、外見上の問題はない人へのメイクアップ効果も報告されています。例えば更年期障害で軽度の抑うつ状態にある女性にメイクアップの指導を行なった結果、心理状態だけではなく、唾液中のストレスホルモン（コルチゾール）の量が減少し免疫機構が向上したという例があります（高野ルリ子　二〇一一年「コスメティックステージ」5:6–12）。メイクアップという行為は、人間の外見を美しくするだけではなく、その心理や生理にも影響を及ぼすようです。

化粧による高齢者の生活改善

メイクアップによる様々な効果を紹介しましたが、それがメイクアップする際の行為、つまり皮膚への刺激がもたらした結果なのか、あるいは前節で述べたようにメイクアップして美しくなった自分を見て生じた心理的な変化がもたらした結果なのかはわかりません。

しかし、化粧という行為そのものが人間の機能を明らかに向上させたという興味深い報告があります。しかもその対象は、介護老人保健施設に入所している平均年齢八五・九歳の女性一二名でした。かつて私の同僚だった池山和幸博士は、高齢者の運動機能や認知機能を、化粧という行為を通じて改善できないかと、長く考えを練っていました。

池山博士は千葉大学との共同研究で、まず健常な高齢女性（六五〜八五歳二六四名）と要介護の高齢女性（六五〜九五歳一〇九名）にアンケートを行ないました。そして健常な高齢女性の九割が何らかの化粧行為（スキンケアとメイクアップ）をしているのに対して、要介護の高齢女性ではその割合が五割程度であることに着目しました。そこで要介護の高齢女性を対象として、月二回のメイクアップを中心とした教室への参加と毎日のスキンケアを三ヶ月続けるという実験を実施しました。教室では高齢者に対する化粧の指導法を修得している専門スタッフが指導します。

（池山和幸他　二〇一二年「人間生活工学」13：26-9）。

その結果、まずコミュニケーション能力や認知能力（記憶、問題解決）の有意な向上が認められました。さらには運動能力、例えば食事、着がえ、ベッドや椅子への移乗、それらの能力も有位に改善されました。また左右の手の握力も向上していました。

池山博士は同時に、化粧行為をしている際の筋肉の動きによる電気的な変化も観測し、対象となった高齢者が化粧品の容器を開けたり、顔に塗ったりする際に、かなりの身体的負担を受けていることも確認しました。それは筋力を維持するためのリハビリテーションに求められるほどのものでした。化粧をなかばあきらめてしまっていた要介護の高齢女性に対しても、化粧をするきっかけや場を提供することで、それがかなりの身体的負担になるにもかかわらず、化粧をしようとする動作を引き出すことができたのです。自立支援をベースにしていたので、基本的に化粧は要介護の高齢者が自分で行ないます。スタッフは最後の仕上げをちょっと手伝う程度、あくまでも場を盛り上げるため、見守るための人員でした。重要なのは、化粧の指導を受けたから改善したのではなく、化粧をする場を得て、自分でやりだしたから改善したということです。

池山博士によれば、認知症でコミュニケーション能力を失っていた女性が、この実験によってコミュニケーション能力を取り戻したこともあったそうで、その効果は驚くほど顕著でした。月二回のお化粧教室だけ、あるいは毎日二回のスキンケアだけでも多少の効果が現われたそうですが、この二つを組み合わせることで劇的な効果が認められました。化粧療法にも処方が必要なのです。化粧の内容や頻度などを介護度や認知機能、身体機能に応じて処方するのです。

さて、この結果は、「化粧をすること」が非常に強いモティベーションになることを示唆していると考えられます。人間にとって「美しくありたい」という欲求は、食欲にも劣らない強い欲求、おそらく非常に古い時代から人間に備わっていた根源的なものなのかもしれません。次に人類史におけるメイクアップの意味を考えてみます。

メイクアップの人類史

クロード・レヴィ＝ストロース博士の『悲しき南回帰線』（室淳介訳　講談社学術文庫）では、ブラジルとパラグアイの国境近く、パンタナール湿原で生活しているカドゥヴェオ族の身体装飾について興味深い記述があります。

貴族たちは体に装飾模様を描いたり、いれずみをしたりして、自分たちの地位を誇示した。彼女たちの顔は、ときには体全部が巧妙な幾何学模様のモティーフと交錯した非対称形アラベスクの網の目で蔽われていた。

現在では、カドゥヴェオ族は気の向くままに絵を描いている。しかし、昔はこの風習に深い意味があったのだ。サンチェス＝ラブラドール（筆者註　一八世紀にカドゥヴェオ族と暮らしていた宣教師）の証言によれば、貴族階級は額に装飾しているだけで、下層民がもっぱら顔中に模様を描いていたが、当時でもその中で若い女たちだけが流行を追っていたということだ。

この記録は一九三五年頃、レヴィ＝ストロース博士がパンタナール湿原を探索した時のものですが、似た記述が太平洋をはさんだ一万八〇〇〇キロの彼方、しかも約一八〇〇年前の日本について記されたものに残っています。「魏志倭人伝」（正確には『魏志』巻三〇・東夷伝・倭人の条）の有名な邪馬台国の話題です。現代語訳で引用します。

男子は大小の区別なく、みな顔や体に入墨する。むかしからこのかた、その使者が中国にゆくと、みなみずから大夫（卿の下、士の上の位）と称する。（中略）いま倭の水人は、好んでもぐって魚やはまぐりを捕え、体に入墨して大魚や水鳥の危害をはらう。のちに入墨は飾りとなる。諸国の入墨はおのおの異なり、あるいは左に、あるいは右に、あるいは大きく、あるいは小さく、身分の上下によって差がある。

（『魏志倭人伝・後漢書倭伝・宋書倭国伝・隋書倭国伝』石原道博編訳　岩波文庫）

日本における入墨の歴史は縄文時代（一万二〇〇〇年前ごろから二四〇〇年前ごろまで）にまでさかのぼる可能性があります。八戸市風張遺跡で発見された縄文時代後期の「合掌土偶（国宝）」、あるいは盛岡市萪内（しだない）遺跡で発見された、やはり縄文時代後期の「大型土偶（重要文化財）」の頭部、いずれにも顔面あるいは身体に入墨を思わせる文様が刻み込まれています。

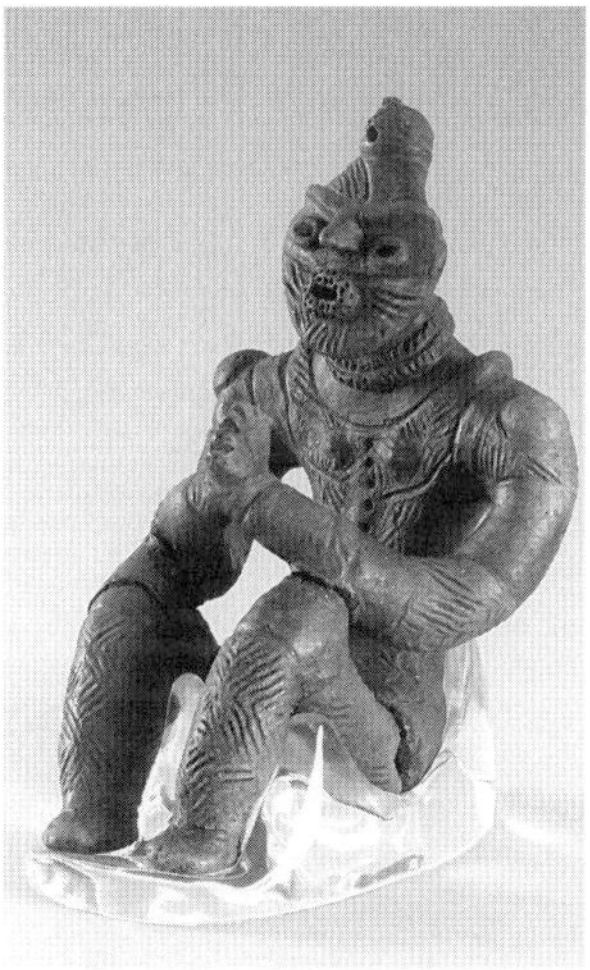

図12　合掌土偶
（風張遺跡出土、是川縄文館所蔵）

古代日本でも南米の大湿原でも、人は顔や身体に入墨などの装飾をほどこしていました。どちらもそれが社会的地位を表していたというのです。時空を遥かに隔てた場所で、共通する習慣が認められたということは、遠い昔、まだ衣服をまとう前の人間が、その社会性やコミュニケーションを体表の装飾で行なっていたことを示唆していると考えられます。身体の表面の装飾の起源を求めて、現代、アフリカに生きる人々、そしてアフリカの遺跡で発見された、様々な遺物の報告を見てみましょう。

人類発祥の地はアフリカ東部、エチオピアからタンザニアにかけて広がる巨大な谷、アフリカ大地溝帯だと考えられています。その中のエチオピア南西部のオモ渓谷に住むスルマ系と呼ばれる人々は、現在でも、赤、褐色、黄色、白といった顔料で顔や身体に様々な文様を描いています。彼らを撮影した写真家のシルヴェスター氏はその写真集『Natural Fashion : Tribal Decoration from Africa』(Hans Silvester, Thames & Hudson) の巻頭でその装飾について述べています。以下に要点をまとめてみます。

彼らの身体装飾の目的は直射日光を避けるためではないかと考えられる。

ボディ・ペインティングは全く自由に行なわれていて、基調をなすやり方があるわけではない。

若者たちは自身の「作品」を誇っている。

なにがしかの宗教的な意味もあるようだ。全てを押し流すような大雨の後、村人全員が無造作に三本の指で額に緑の線を描いた。それには邪悪な神をなだめるという意味がある、と通訳から聞かされた。村人たちに聞いても教えてくれないが、ボディ・ペインティングと神々との間には強いつながりがありそうである。

シルヴェスター氏はスルマ族の身体装飾に隠れた意味を見出せなかったようですが、それは村人たちが異邦人に彼らの宗教的あるいは呪術的な背景を教えることを避けたためであったのかもしれません。

オモ渓谷から大地溝帯に沿って南に下ると、ケニアのほぼ中央にあるサンブル県に至ります。そこに暮らす遊牧民は多彩な装飾品で身を飾っていることで知られています。京都大学の中村香子博士は、その地でのフィールドワークから、それらの装飾品がサンブル遊牧民の社会構造と密接な関係を持つことを発見しています。

サンブル族の社会は男性を「少年」「戦士（モラン）」「長老」という三つの年齢層に区分することに基礎を置いています。「少年」は一五〜二〇歳で割礼の儀式を受け、そこで「戦士」になります。「戦士」は装飾品で身を飾り、ルムゲットという儀式を経て、結婚を許される身分になります。そして結婚して「長老」になると装飾品を外すのです。サンブル族の装飾品には、この「戦士」の身分に関わるものがいろいろ存在します（中村香子著『ケニア・サンブル社会における年齢体系の変容動態に関する研究』松香堂書店および『Adornments of the Samburu in Northern Kenya』京都大学アフリカ地域研究資料センター）。

割礼前の「少年」は緑のビーズの首飾りを身に着け、これが割礼直前になると青いビーズの首飾りになります。割礼の儀式の際、「少年」は先輩の「戦士」二人と特別な関係「ンギウ」を結びます。「ンギウ」とはウシかヒツジの胸肉のことで、それを分けて食べさせあうことで彼らは特別な関係になるのです。その際に先輩から与えられるのがケリンと呼ばれる、上半身にたすきがけにする装飾品で、白黒、赤黒、オレンジ、紺色などのビーズでできています。このケリンは「戦士」の象徴のようなものであり、最近では「戦士」が恋人にしたい娘の首にケリンをかけることもあるそうです。また「少年」の母親は、息子が「戦士」になると右耳に長いビーズ飾りを着けます。その他、「戦士」を中心にして、様々な年齢階梯、家族構成に応じた装飾品があり、サンブル族は装飾品を用いて社会構造を維持しているとも言えそうです。
一方、コートジボワール、マリ、ギニア、ナイジェリアなど西アフリカでフィールドワークに携わった川田順造博士は、アフリカ美術の特異な象徴性を指摘しています。

黒人アフリカの彫刻には、(中略) 外界にすでにあるものを写したり模倣したりする性格が希薄だ。鳥や獣や人間を表わす場合も、個体として実在する鳥獣や人を描写するのではなく、ある象徴的価値をもってイメージの中にあるものに、形を与えるのである。アフリカの人にとっては、*impression*(外から取り入れてしるすこと)よりは、*expression*(内から表出すること)が第一の関心事であるように見える。写実主義、印象主義の伝統に疲れた二十世紀前半のヨーロッパの美術制作者たちに、アフリカの造形が新鮮な衝撃を与えたのも、アフリカの制作者たちが、外界を写すこととは無縁の地平から出発していたからであろう。
(『アフリカの心とかたち』岩崎美術社)

確かにスルマ族のボディ・ペインティング、サンブル族の装飾品、いずれも彼らの周辺にいる動物や植物の形態を模倣したと思われるものはあまり見あたりません。前述のレヴィ゠ストロース博士もカドゥヴェオ族の顔や身体に描かれた絵に、いくつかの法則があることを見出しています。

まず第一にその二元論である。それは鏡の間にいるように、次から次へと生れるプランを映し出しているのだ。例えば、男と女、彫刻と絵画、抽象と表現、曲線とアングル、アラベスクと幾何学模様、面と線、モティーフと縁飾り、地と部分、基本型と全貌等である。

（『悲しき南回帰線』前出）

どうやら人間は世界各地で象徴的な意味を持つ身体装飾を行なっているようです。ではそれはいつごろから始まったのでしょうか。

アルジェリア南東部、サハラ砂漠のタッシリ・ナジェール山脈には、紀元前からの岩絵が多く残されていることが知られています。最も古い九〇〇〇年前から四〇〇〇年前までの時代の岩絵には、ゾウ、カバ、サイなどが描かれていて、その時代、この地が湿潤な気候であったことを示していますす（『サハラの岩面画』木村重信・門田修著　日本テレビ放送網）。その時代の岩絵には、白い髪飾りを着け、腕や胴に点状、線状の模様がある人物、仮面を着け、全身に幾何学的文様がある人物、腕輪、肩飾りのある人物が描かれています。それらはサハラの牧畜民には見られない特徴で、むしろ前述のスルマ族のボディ・ペインティング、あるいはサンブル族の装飾品を想起させます。また、現在、スルマ族がボディ・ペインティングに使っている顔料は、アフリカのあちこちの古代遺跡で発見されています。

アフリカのザンビアの洞窟では褐鉄鉱や赤鉄鉱がいくつも発見されていますが、これらは様々な状況を考えると三五万年前の、あるいは控えめにみても二〇万年前の、人類が残した顔料だと考えられています（Barham LS. 1998. Curr Anthropol 39 : 703–10）。特に鮮やかな赤を呈するものは、おそらく一六万年以上前から使われていました。これらは、柔らかいものに塗るのに適するよう、非常に細かな粒子になっていました。柔らかいものへの塗布、おそらくは皮膚に塗ったと想像されています。この洞窟では角礫岩のブロックも見つかっていて、その表面には赤土や石英の破片が残っていることから、ブロックは様々な顔料を磨りつぶす道具だったと考えられています。

また、それらの顔料は洞窟から二〜五キロメートルの範囲に分布しているので、古代の人々が周辺を探索して、特定の顔料を集めるという作業を行なっていたことがうかがえます（Barham LS. 2002. Curr Anthropol 43 : 181–90）。

酸化鉄を主成分とするオーカーと呼ばれる顔料が穴を開けた貝のビーズの内側に塗られているものも、九万二〇〇〇〜七万年前の遺跡で発見されています。これはオーカーが何らかの象徴的な意味を持って身体の装飾に用いられていたと考えられています（Rifkin RF. 2012. J Anthropol Archaeol 31 : 174–95）。さらに南アフリカの洞窟では一〇万〜七万五〇〇〇年前の顔料の塊に幾何学的な文様が刻み込まれているものが発見されています。これもこの時期すでに何らかの象徴的な造形が試みられていたことを示しています（Henshilwood CS. 2009. J Hum Evol 57 : 27–47）。これに似た文様を身体に描いた人物像が、前述のタッシリ・ナジェールの岩絵に認められます。

これらの旧石器時代の遺物は、タッシリ・ナジェールの岩絵を経て、現在、アフリカに住む人々の身体装飾につながっているように思われます。彼らの顔料による身体装飾は、現生人類の歴史を超えてはるか昔から存在していたのかもしれません。

繰り返しになりますが、人類が体毛を失ったのは一二〇万年前とされています。現在の言語能力が備わったのは二〇万年前で、衣服の発明は一〇万七〇〇〇年前ぐらいです。言語を得るまでの裸の人類は、一〇〇万年の間、どのようにコミュニケーションをとっていたのでしょうか。叫びのような原初的発声や身振り手振りのほか、前に述べたようにスキンシップなどが考えられます。さらにもう一つのコミュニケーション手段として、あるいは社会性を維持するシステムとして皮膚の装飾があったのではないでしょうか。はるかな昔から、皮膚を彩るということは、人類にとって重要な習慣だったのではないかと想像されます。

一方、古代の入墨には、身体装飾だけでなく医学的な意味があったという可能性も示唆されています。一九九一年、イタリアのチロル地方の氷河で発見された五二〇〇年前のミイラ、通称「チロルのアイスマン」の体表の背骨の左右と左足のふくらはぎからアキレス腱にかけて、入墨と思われる線や十字の文様が見出されました。この文様を鍼灸の専門家に見せたところ、九つの文様が伝統的な鍼灸における経穴(つぼ)と同じ、あるいは六ミリ以内の場所にあり、さらに二つ以上の文様が経穴を結ぶ線、いわゆる経絡の上にあることが確認されました(Dorfer L. 1999. Lancet 354: 1023-5)。

さらにアイスマンの身体を調べると、腰、膝、くるぶしに関節炎があったことがわかりました。また彼の腸には多くの鞭虫の卵が発見され、消化器にも問題を抱えていたことが想像できます。その身体に見出された入墨は、これらの病変に対処する経穴であり、入墨が鍼灸的な治療の意味を持っていた可能性が高いと考えられます。現在、鍼灸の本場である中国においては、鍼灸の歴史は約三〇〇〇年前にさかのぼることができるそうです。これらの事実は有史以前のユーラシア大陸で幅広く鍼灸的な療法が存在していたことを示唆しています。

アイスマンについてはその後の遺伝子解析で現代のヨーロッパ人に近い人種であったことが確認されています（Handt O. 1994. Science 264 : 1775-8）。その後の歴史の中でなぜ鍼灸がヨーロッパで普及せず、チロルから離れた中国で盛んになったのかはわかりません。私は一つの可能性として、鍼灸の理論構築が中国の古代哲学と合致したためではないかと考えています。サンフランシスコのリー医師は、受精卵から発生にいたる過程で生じた境界の名残が経絡であるという仮説を唱えています（Lee TN. 2002. Med Hypotheses 59 : 504-21）。受精卵はまず二極に分かれて、さらに外胚葉、中胚葉、内胚葉を形成してゆきます。リー医師によれば、中国古来の陰陽説に従って、二極に分かれた時の片方の極を陽、もう片方の極を陰とすると、その後、全身が形成された時、陽極に由来するのが陽脈と呼ばれる経絡、陰極に由来するのが陰脈と呼ばれる経絡になるそうです。リー医師の説は検証されていませんが、鍼灸療法に哲学的な背景を設定する際、中国の古代哲学は利用しやすかったのかもしれません。ともあれ、身体装飾が偶然、鍼灸医学の発見につながった可能性が高いように思えます。

皮膚の装飾が人間の情動や自己意識の奥底に作用することは、現代の精神医学の場でも認められるようです。フランスの精神分析学者であるD・アンジュー博士は「皮膚感覚は、人間の子供を出生以前からかぎりなく豊かで複雑な世界へといざなう。この世界はまだとりとめがないが、知覚‐意識系をめざめさせ、全体的また付随的な存在感覚の基礎を形づくり、最初の心的空間形成の可能性をもたらすものなのである」と、その著書『皮膚—自我』（福田素子訳　言叢社）で述べています。そして興味深い症例を報告しています。先天的な障害を手術するため、生後すぐに母親から離れて過ごした少年がいました。彼は知的には順調な成育をとげたのですが、精神的な問題があったため精神療法を受けることになりました。その際、セラピストと面接する部屋には子供が落書きできるよう、粘着性の紙が貼り付けてありました。その少年はそれを引きはがし、細かく切り刻んでから、服を全て脱ぎ捨て、セラピストにその紙片を眼以外の彼の全身にくまなく貼り付けるよう要求したのです。その後の面接でも少年は同じ遊びを繰り返しました。それによって少年は自分の身体的自我、アンジュー博士によれば「皮膚—自我」を取り戻すことができたというのです。

サバンナで体毛を失った私たちの祖先は、出生時に母親との接触を受けることができなかった少年のように、自分の身体と世界との境界である皮膚に不安を感じていたのかもしれません。はじめは激しい日差しを避けるためだったのかもしれませんが、土や泥を身体に塗ることを覚えたのでしょう。やがて彼らの中に象徴的な意識が芽生え、身体に塗るものの色やパターンを選択するようになった。最初は、ひょっとすると周囲の自然や動植物に似せた身体装飾だったのかもしれません。やがてそれが仲間とのコミュニケーションに役立つことに気づき、あるいは自然を統べる「神」や「精霊」の存在を考えるようになり、身体装飾は次第に意味を持つようになったのでしょう。時には偶然、その医学的有効性が見出され、鍼灸医学に発展することもあったようです。さらに集団の中に社会的構造が生まれるようになると、その構造を維持するために身体装飾も複雑な構造を持つようになりました。それと同時に象徴的な意識の発展に伴い、装飾のパターンは具象的なものから、彼らの精神をより抽象的に表現するような表象に変化していったのかもしれません。

言語を持ち、文字や記号を駆使するようになり、衣服をまとうようになってからは皮膚の装飾の意味は失われていったと考えられます。社会構造が大きく複雑になるにつれ、「王」「皇帝」「貴族」といった言語的な表現が意味を持つようになり、それを象徴する冠や衣服、装飾品が作られました。現代では肩書きや学歴が社会的地位を表すようになっています。それに対応して、就職活動に奔走する若い人たちの画一的なリクルートスーツ、裕福さをひけらかすためのブランド品など、現代では皮膚に代わって衣服や装飾品が社会的地位を表現する手段の一つになっているように思えます。

しかし古い時代の記憶は身体の奥深くに残っていて、それが池山博士の研究に認められる根源的なメイクアップの力なのではないか、と私は考えています。身体と世界との境界である皮膚を彩るという行為がきっかけとなって、認知症の女性も、失われつつあった身体意識を取り戻し、それが認知能力、コミュニケーション能力、そして運動機能の回復につながったのではないか、そう思われるのです。

第9章　新しい皮膚のサイエンス

現代の生命科学の中心は、細胞分子生物学、特に遺伝子の発現に注目した細胞レベルの研究です。それらは様々な技術の発展により、大きな成果をもたらしてきました。しかしながら、私たちにとって重要なのは、その細胞が集まって構成された組織、例えば皮膚であり、さらにはそれらが構築する生体全体の状態です。それを記述するには従来の細胞レベルの科学だけではなく、新しい手法が必要です。最終章では、数学を用いた手法、特に皮膚についてそれを応用したものを紹介します。

数学について

私は神秘主義的な事柄には興味がありません。死後の世界も、霊魂の存在も信じません。東洋医学における「気」、気配、以心伝心といった現象については、現代科学の研究対象になりうるかもしれないと思いますが、例えば人間の意志で物質的変化を起こす、いわゆる念力は信じません。なぜならそれは熱力学の基本法則に反していて、その基本法則で説明できる現象が数多く観察できるのに、それに反する現象は見たことがないからです。むしろそういう法則が存在することのほうに神秘を感じます。

私たちが生きているこの宇宙を創造した存在としての神は信じます。しかし現世利益的な神、例えば私が供物をささげたら私に幸運をもたらすというような、安っぽい神の存在は信じません。私が創造者としての神を信じる理由は、数学があるからです。スピノザやキェルケゴールが信じた神のように、私が信じる神は、その姿を直接人間の前に示すことはありません。人智を超えた存在なのです。しかし、その神が、あたかも芥川龍之介の「蜘蛛の糸」のように神の世界から人間の世界に静かに下ろしたひとすじのケーブル、それを通じて神の世界を垣間見ることができるものがある。それが数学だと思うのです。

数学はあくまで人間の、おそらくは大脳に存在する一つのモジュールです。しかしそれを操作することによって、人間は直接見ることのできない創造主の意図の一部を感じることができるのです。

例えば数学は、人間が見ることのできない宇宙の起源や、その果てについて思考します。そういう事柄は検証もできないから信じられないと言う人がいるかもしれません。ならば一般相対性理論はどうでしょう。アインシュタイン博士は想像力と数学をひねくりまわしてある理論にたどりつきました。それがもたらした予言の一つに重力で光が曲がる、という説があります。それまで誰もそんなことを予想しなかったし、もちろん経験もしていなかった。しかし折りしもおとずれた一九一九年の日食の時、天体物理学者のエディントン博士がその説を念頭に置いて恒星を観測したところ、星の光が太陽の重力場で曲がっていることに気づいたのです。

広大な宇宙とは反対に、人間の目には見えない極小の世界についても、数学は語ることができます。湯川秀樹博士は数式を駆使した結果、中間子という素粒子の存在を予言しました。それまでは誰も中間子を見たこともなければ感じることもできませんでした。中間子は寿命が短く地上では観測できないからです。しかしその後、ブラジルのラッテス博士らがアンデス山脈に登って宇宙線を観測し、中間子の痕跡を見つけました。さらに予言を確認するための加速器を構築すると、たしかに中間子は存在していたのです。中間子の他にもいくつもの素粒子が、まず数学的解析によって予言され、その後、宇宙線の観測や加速装置の開発によってその実在が確認されています。

なんという神秘でしょうか。人間の大脳の中のネットワークを駆動すると、人間が生まれ持った感覚器では認識できない世界が予見できるのです。これほどの不思議はありません。

量子力学の世界に少なからず貢献し、もちろんノーベル物理学賞も受賞しているヴォルフガング・パウリ博士もその不思議を感じていたようです。心理学者カール・グスタフ・ユング氏との共著の中で、ついには脳の中に全宇宙が存在するという途方もない結論に至っています。「自然を理解するという過程は――理解したとき、つまり、新しい知識を得たと自覚したときに感ずる幸福感もそうであるが――結局人間の精神（プシュケ）に前以て内在する内的イメージが外的な対象とその振舞いとに対応する、言い換えれば『うまく合致する』というところに根差すのではないかと思われる」（『自然現象と心の構造』河合隼雄・村上陽一郎訳　海鳴社）。

私には彼らの結論をそのまま受け入れる勇気はありません。しかし否定する根拠も思いつかない。ただ、数学の不思議、そういう能力をもつ人類という生命体に神秘を感じます。農業するアリもいれば、道具や言葉を使う小鳥もいる。人間とその他の生物を区別する際、挙げられる大抵の事柄には例外があるように思います。しかし数学の存在、それを駆使できるのは人間だけだということを考えると、人間と他の生物の間に線を引いてもかまわないのではないでしょうか。思い上がってはなりませんが、数学を駆使できる人間は、どうやら創造主に近づくことを許された存在なのかもしれません。

この不思議な数学は、人間が感知できない現象を予見するだけではありません。単なる観察では人間が予想できない事柄について、ある程度までなら予見することも可能です。いわゆる非線形科学と呼ばれる領域、そしてその手段として使われるコンピューターシミュレーションは、神が途方に暮れる人間のために示してくれた蜘蛛の糸のようにも思えます。私たちは皮膚科学に、その数学の応用を試みようとしています。ここからは、その途中経過ともいえる報告をしてみようと思います。

表皮の生理現象を数学で解く

これまで述べてきたように、表皮の中のカルシウムイオンの分布がバリア機能の維持に重要であることはわかっていました。健康な皮膚の中では表皮の最表層にカルシウムイオンが高い濃度で分布しています。バリアを担っている角層をセロテープで剥がしたり、あるいはアセトンなどの有機溶媒で細胞間の脂質を除去してバリア機能を破壊すると、表皮最表層に集まっていたカルシウムイオンはたちまち表皮全体に拡散し、カルシウムイオンの濃度勾配は見られなくなります。健康な皮膚ではバリア機能は自然に回復し、それに伴ってカルシウムイオンの分布も元に戻ります。つまり表皮の最表層にカルシウムイオンが集まってくるのです。

グラスの中の水に例えば塩化カルシウムを入れると、カルシウムイオンと塩素イオンがグラス全体に拡散し、やがて各々の濃度は水の中で均一になります。カルシウムイオンを一定の場所に留めておくためにはエネルギーが必要なのです。表皮の中のカルシウムイオンの偏在には、カルシウムポンプと呼ばれるタンパク質機械が必要であることも確認されています。このポンプはATPを分解して得られたエネルギーでカルシウムイオンを移動させるのです。ところで、このポンプが遺伝的に壊れている病気があります。ダリエー病、あるいはヘイリー・ヘイリー病と呼ばれるその疾患では、表皮のバリア機能などに異常が見られます（Hu Z. 2000. Nat Genet 24 : 61–5/Sakuntabhai A. 1999. Nat Genet 21 : 271–7）。

表皮の最表層にカルシウムイオンが偏在するのは、カルシウムポンプのおかげであるらしいことはわかりましたが、その偏在はなぜ表皮の最表層なのでしょうか。最深部でもなければ中間点でもないのはなぜでしょうか。

私たちは、表皮の中のカルシウムイオンの動きをリアルタイムで観察できないかと考えました。そこで、そのモデルとして培養皿にケラチノサイトを蒔いて、しばらくしてからその一部を空気

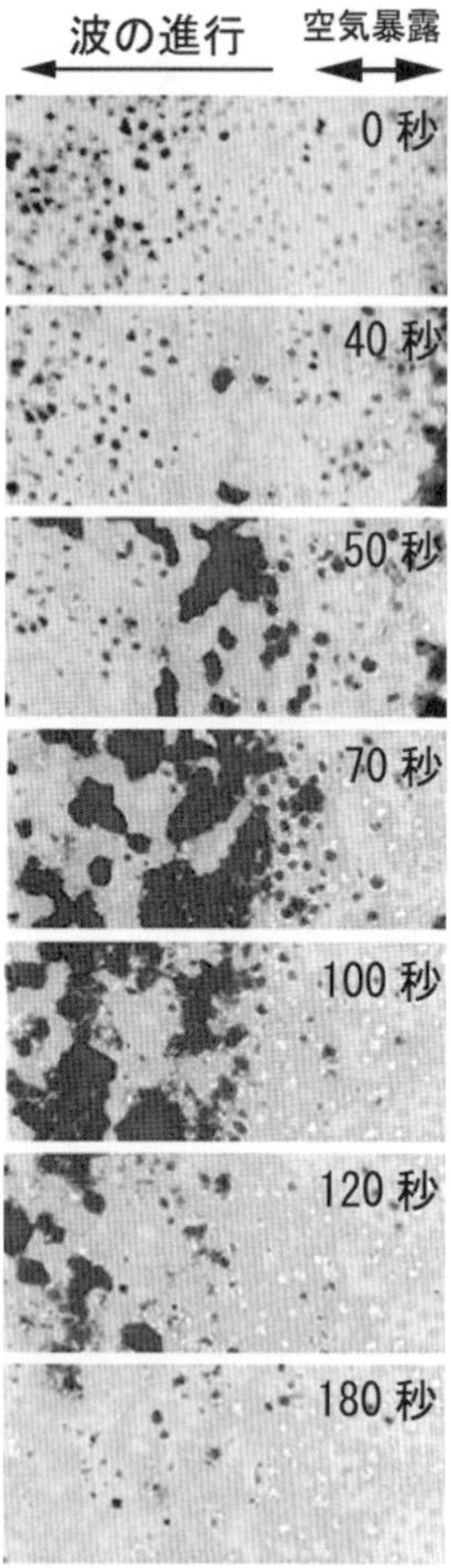

図13　表皮細胞集合体の中のカルシウムイオンの動き

にさらしてみました。するとケラチノサイト集団の中で、空気にさらされている部分と培養液に浸かっている部分の境界からカルシウムイオンの濃淡の波が発生し、まるで津波のように培地に浸かっている領域へと流れていったのです（図13）。しかもこの波は連続して観測されました。この時のカルシウムイオンは細胞の中のものです。そこで一つの細胞を選んで定点観測すると、細胞の中のカルシウムイオン濃度が上下を繰り返している、つまり振動していることがわかりました（Denda M. 2007. Skin Res Technol 13 : 195–201）。

顕微鏡の下では信じられない光景が繰り広げられていたのです。例えば豆電球を升目上に並べて、その一部に電気を流してみたら、升目の上を電光掲示板のように光の波が進んでいったようなものです。これを目の当たりにしたら、誰でも驚くでしょう。実験で使ったケラチノサイト一つ一つが、その豆電球のようなものです。豆電球が並んだ電光掲示板に文字が流れる場合には、その背後でコンピューターのプログラムが作動し、個々の電球の明滅を制御しています。しかしケラチノサイトの培養皿のどこにもコンピューターはありません。なぜこんな現象が起きるのでしょうか。

私は二一世紀に入る少し前から、非線形科学の会合に参加していました。そこでは、水面に置いた樟脳の小片がぐるぐる回転したり、ずらっと並べられたロウソクの炎が同期して揺れながら移動波を形成したりする現象の数学的な解析が行なわれていたのです。その会合で知り合った応用数学者の長山雅晴博士に、私が顕微鏡で観察したカルシウムイオンの様々な映像を見せた時、彼は事も無げにこう言いました。

「そんなことコンピューターシミュレーションで解析したら簡単にわかりますよ」

ここで非線形科学について簡単に説明したいと思います。非線形とは線形でないことです。線形とは足し算ができる現象で、例えば一個一〇〇円のリンゴを三個買ったら三〇〇円になる。これが「線形」です。しかし一ccの水を与えたら五センチメートル伸びたカイワレダイコンに二ccの水を与えても一〇センチメートルになるとは限らない。このような関係が「非線形」です（『ダイナミックな現象を科学する』中田聡他著　産業図書）。なぜそういうことが起きるのでしょうか。それはある現象の結果が、その現象自体に作用するから、言い換えればフィードバック効果が働くからです（『新しい自然学』蔵本由紀著　岩波書店）。

自然現象の多くは非線形現象です。種に水を与えれば、最初は芽が出て双葉が開くが、そのまま伸びるわけではなく、やがて葉が多くなり、植物によって様々な形態をとります。成長の段階によって水や養分の行き先は異なってきます。つまり成長の結果が、その後の成長の方向性を決めるのです。そのため「線形」ではなくなってしまう。

非線形現象は簡単な状況で発生します。例えば囲碁やオセロといったゲームでも起こります。白い石が黒い石で囲まれたり挟まれると白い石は削除されたり黒になったりして、状況が進むにつれて盤上は複雑なパターンを形成してゆきます。コンピューターシミュレーションでは、石を細胞と見なし、細胞に刺激が与えられた時の応答と、その応答が隣接する細胞に及ぼす影響を設定します。その設定条件によって様々なパターンが現われるのです。

簡単な例を示してみましょう。これはコンピューターすら必要としません。三つの円があって、その白黒のパターンで次の列の色が決まるとします。この規則は適当でかまいません。一列目の円のパターンによって二列目、三列目と異なる展開が現われ、やがて画面にそれぞれ異なる波状の模様が現われます（図14）。この実験で示されたように、局所的な規則、ここでは四つの円の色の関係を決めておくだけで、初期条件によって異なる全体的なパターンが出現するのです。自然界には様々なパターンが存在します。貝の表面の模様、鳥の羽の模様、あるいは前述のように培養した細胞集団を刺激すると出現する波もそうです。

これらの大きなパターンは、実は局所的な構造、例えば細胞と細胞の間の関係が決まっていれば、あとは初期条件によって出現するものなのです。パターン全体を眺めていると、全体を統御するシステムが存在するような錯覚に陥りますが、そんなものが存在しなくても、局所構造と初期条件で様々なパターンを作ることができます。

二〇〇七年頃、私たちの研究チームに参加した堤も絵博士は、顕微鏡下でケラチノサイトの一

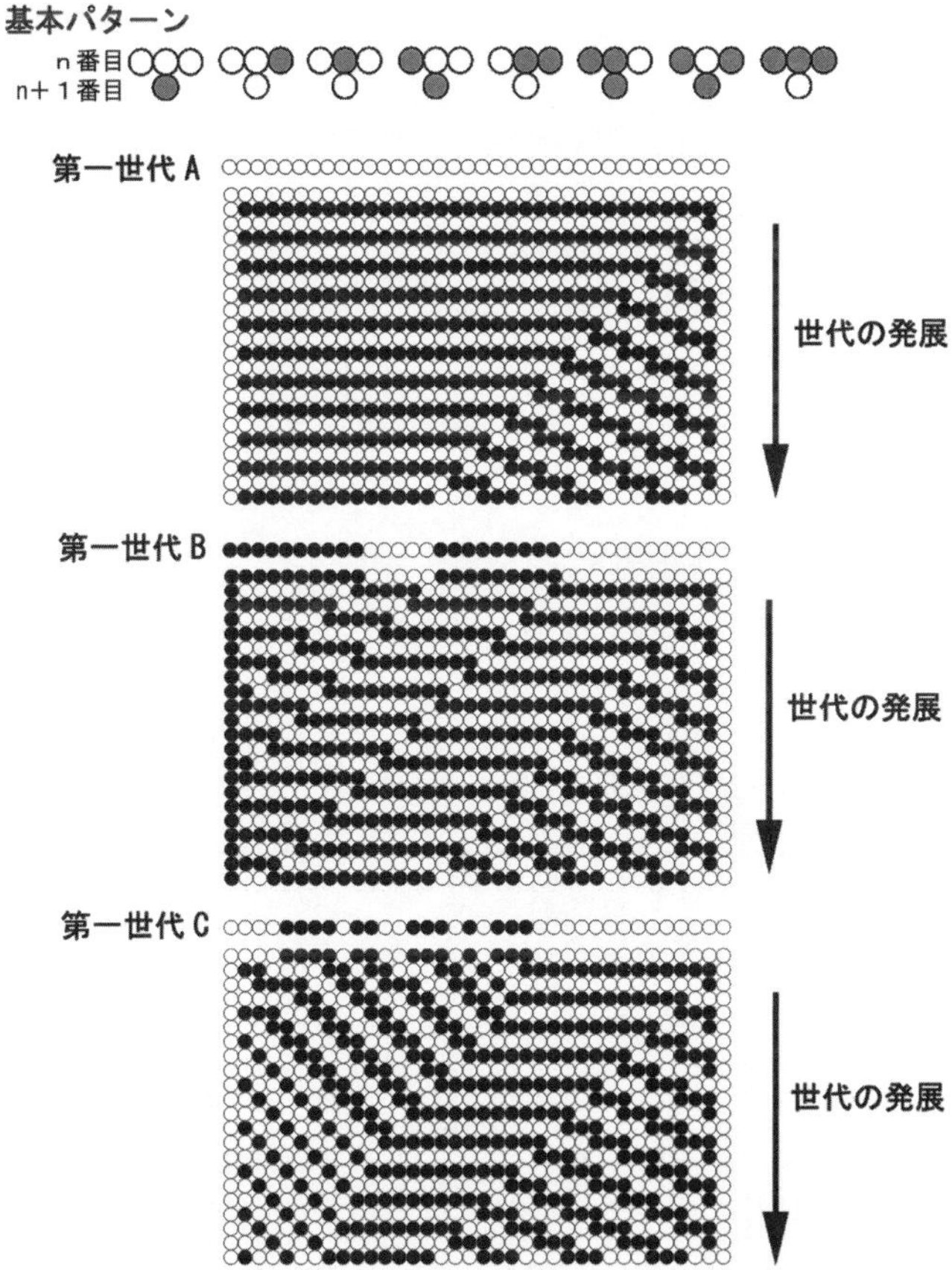

図14　局所的な規則によって、様々なパターンが出現する

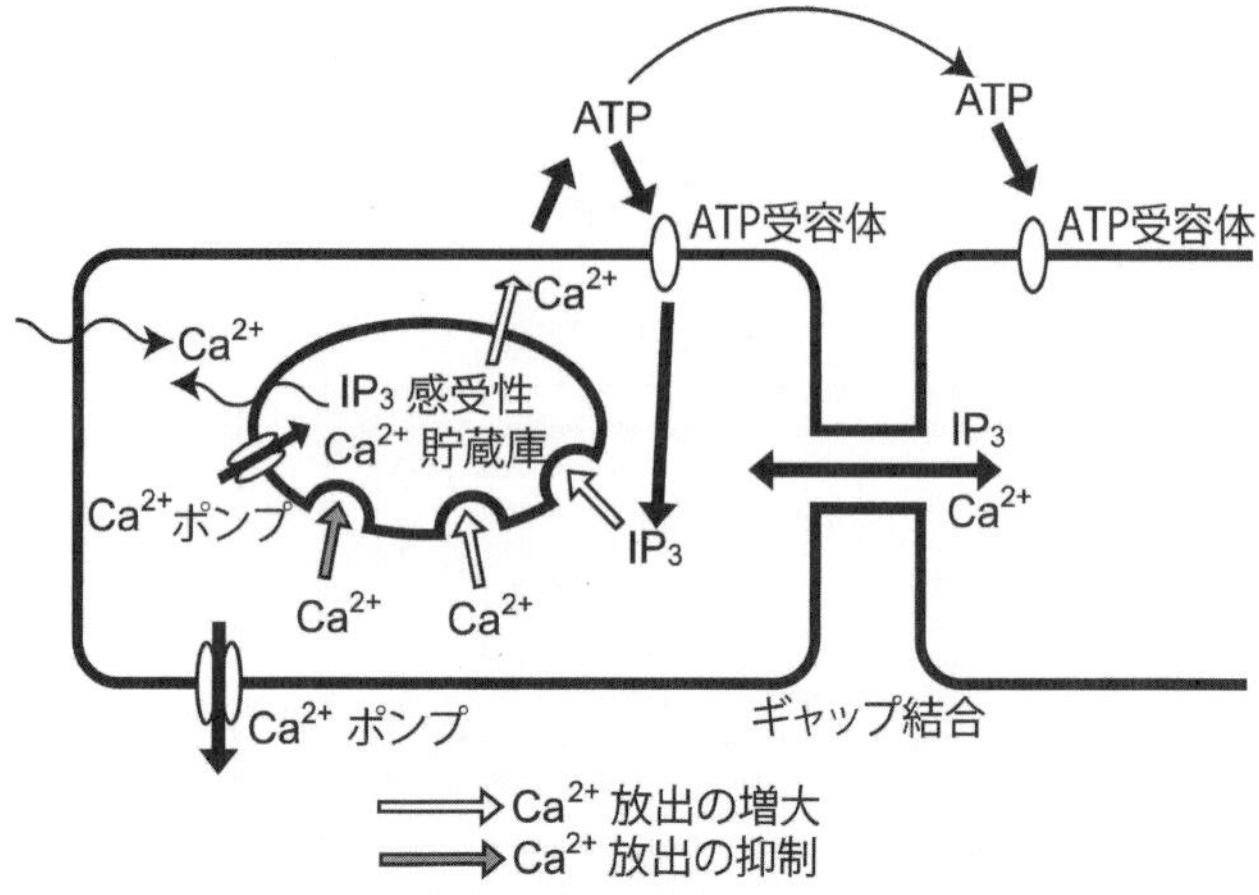

図15　カルシウムイオンの動きを表す数学モデル（長山博士原図）

つを突ついては、その応答が周囲の細胞に及ぼす影響を調べていました。さらにメンバーの後藤真紀子博士は前述の細いガラス管で一つの細胞に水圧をかけるという器用な実験を始めていました。彼女たちの実験結果から、刺激を受けた後のケラチノサイトの中のカルシウムイオンの動き、それが隣の細胞に伝わる早さなどが数値で表せるようになっていました。そのデータを長山博士に渡すと、すぐにカルシウムイオンの動きを表す方程式を作成し、長山博士の教え子である参納由実氏がコンピューターによるシミュレーションを開始しました。

長山博士と参納氏が使った数学モデルを上に示します（図15）。長山博士らに加えて化学者の中田聡博士、物理学者の北畑裕之博士を交えたチームで定期的に会合を開き、モデルを洗練させていきました。

細胞があります。その表面にカルシウムの出入りを担うポンプとチャネルがあります。細胞の中にはカルシウム貯蔵庫があり、その表面にもポンプとチャネルがあります。隣の細胞とはギャップ結合で結ばれています。刺激を受けた細胞はＡＴＰを放出しますが、これも隣の細胞を興奮させます。また細胞内のカルシウム濃度、そして細胞と細胞の間の情報伝達にはＩＰ３（イノシトール三リン酸）が寄与しています。これでも単純化したものですが、様々な因子があって、前述の簡単なモデルのように手作業で解析はできません。そこでコンピューターシミュレーションが必要になります。

このモデルをもとに方程式を設定し、コンピューターを使ってその時間変化を計算し、視覚化しました。その結果、まず表皮モデルにおいて、ケラチノサイトが重なり合った最表層のカルシウムイオン濃度が高いと、カルシウムイオンはそのまま最表層に留まりつづけ、最表層にダメー

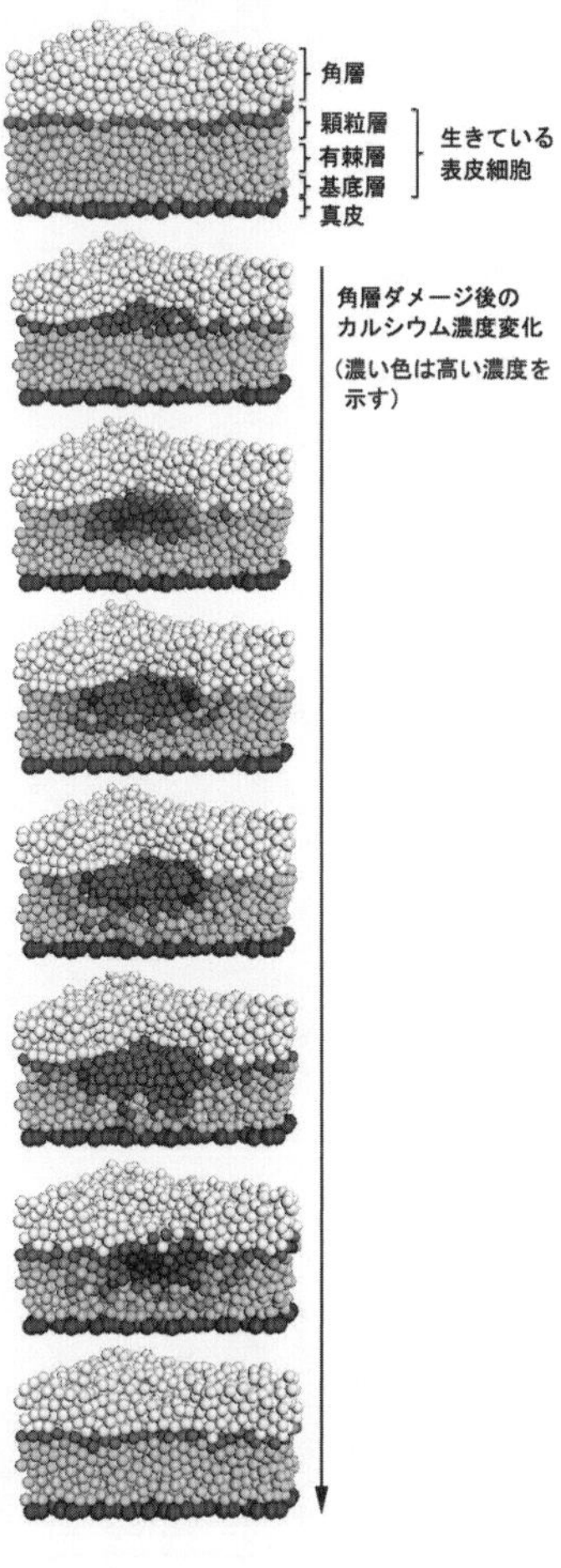

図16　表皮のシミュレーションで発生したカルシウムの波（長山博士原図）

ジが加えられると、私が顕微鏡下で見たような波が何度も発生することが確認されました（図16）（長山雅晴　二〇一〇年「数学セミナー」49：14-8）。

実際の皮膚でも表皮の最表層では、水分の蒸散によってカルシウム濃度は高くなっているはずです。前に示したモデルの第一世代が最表層に相当します。表皮のシミュレーションでは、この第一世代においてカルシウム濃度が高いという条件にしてやると、自動的にカルシウムは表層に集まるようになり、角層バリアの破壊で第一世代（最表層）の状態が変化すると、繰り返しカルシウムの波が発生するのです。

この章の冒頭で述べたように、現代生物学の主流は細胞分子生物学です。皮膚の領域でいえば、学術的に高い評価をされる研究は、例えばある遺伝性皮膚疾患の原因遺伝子を特定し、その遺伝子を変異させたマウスを作ったら、その疾患と似た傾向を示した、というようなものです。こういう研究も大事でしょう。しかし遺伝子、タンパク質、細胞というユニット、それらが構築する組織、さらには組織が統合された生体、その全体の動きを予見し、あるいは問題（疾患など）が起きた場合の対処法を提示するような科学、いわば目に見える科学の発展が、より重要であると思います。これからも私たちは非線形方程式とコンピューターシミュレーションを駆使して、表皮における様々な問題、例えば老化や痒みのような問題に取り組んでいく予定です。このプロジェクトは独立行政法人科学技術振興機構のＣＲＥＳＴ（Core Research for Evolutional Science and Technology）に採択されています。

私たちは表皮におけるカルシウムの動きを説明するために、コンピューターシミュレーションを行ないましたが、この結果は、様々な生命現象を説明するためにコンピューターシミュレーションが有効な手段であることを示唆しています。様々な多細胞生物の中には複雑で精妙な情報やエネルギーの動きがあります。さらに人間においては、極めて高度な情報処理システムである脳を中心とする神経システムが存在します。現在、生物学の主流をなす細胞分子生物学は、個々の細胞のシステムを分子レベルで次々に明らかにしています。しかし、巨視的な生命現象、例えば受精卵が細胞分裂を繰り返し、複雑な一個の生体を形成してゆく過程、あるいは人間の精神活動、それらを解明する科学は、まだ始まったばかりです。

境界ということ

エントロピーの法則、あるいは熱力学第二法則は、閉ざされた場所の中では、秩序が乱れることはあっても、その逆は無いことを示しています。つまり閉ざされた系の中では、形あるものは時間と共にその形を失うことはあっても、無秩序の中から秩序が現われることは決してない、ということです。生体も皮膚や細胞膜で環境から隔てられた系に見えます。そのため生体の内部で、なぜその構造や機能が変わらず維持されるのかは長い間、謎でした。

物理学者のシュレディンガー博士が「生命は負のエントロピーを摂取している」と主張したことはよく知られていますが、物理学的な証明にはなっていません。それを初めて数理的に説明したのが、本書の冒頭で触れたプリゴジン博士でした。彼はエネルギーが拡散してゆく流れの中では、局所的に高次の構造が形成されることがありうることを示しました。

そこから再び生命について考えると、皮膚や細胞膜で囲まれている生体の内部で、環境が変化しても構造や機能が一定に維持されるためには、生体が環境とのエネルギーや情報の流れを選択しながら、生体内部でも独自のエネルギー、情報の流れを維持することが必要であると言えます。プリゴジン博士の説による生命観が周知のものになってきてからも、生体と環境とのエネルギーや情報のやりとりは、例えば食物の摂取と排出、あるいは感覚器からもたらされる情報だと漠然と考えられてきたように思います。

しかし、これまで述べてきたように、皮膚には様々な外部環境の情報を感知するシステムがあり、さらにはその情報を処理し、全身や神経系にシグナルを発信する機能があることがわかってきました。

私に生体にとっての皮膚の重要性を初めて示唆してくださったのは、プリゴジン博士を日本に紹介した最初の研究者の一人である松本元博士でした。その頃は私でさえ、皮膚、とりわけその表面にあって角層を作るだけの存在であるとされてきた表皮に、多様な情報を感知し、身体や情動にシグナルを発信する機能があるとは考えもしませんでした。しかし松本博士は、ある意味でシンプルな、それでいて本質的な生命観を持っておられました。つまり環境に接する境界に情報やエネルギーの流れを制御する機能があるということです。それは私に対する松本博士の遺言ともなり、それを仮説にしながら表皮について研究を進めてきました。そして研究の進展に伴い、松本博士の予言の正しさを確認することになりました。

前節で述べた表皮のシミュレーションも、システムにおける境界の重要性を示唆しています。組織を構成する個々の細胞の応答が隣の細胞に及ぼす作用を設定すると、あとは境界の状態、表皮モデルでは最表層の状態ですが、それによって様々な巨視的、動的な構造が表皮組織の中に立ち現われたのです。

例えば、その表皮で覆われた立体を考えるとどうなるでしょうか。立体の一部の表面の状態が変化すると、それはその内部に波を生じさせるでしょう。その波が反対側の境界に触れると、複雑な干渉が起きるのではないでしょうか。あるいは、立体のあちこちで異なる表面状態の変化が起きると、それらが生じさせた変化は互いに干渉しあい、さらに複雑なパターンや構造が生まれるのではないでしょうか。

複雑極まる人体も、最初は一個の受精卵です。それが分裂し、まず表皮の原型である外胚葉が形成されます。そこからさらに神経系や感覚器が形成されるのですが、そのメカニズムは未だ謎に包まれたままです。しかしおそらくは、受精卵から身体構造が形成される過程、つまり発生のプロセスでも、あちこちで境界が形成され、それらの相互作用から複雑で精妙な身体構造が形成されてゆくのでしょう。

人間の精神活動、いささか古い表現では、こころの問題、それらも還元すれば個々の細胞の作動であり、それが周囲の細胞に伝播することが基本になっているはずです。巨視的に観察すれば、到底解析が困難とも思える生命現象ですが、シミュレーションを用いれば、現代科学の方法論の中で説明できるのではないでしょうか。目に見えぬ「たましい」や「こころ」を持ち出さなくとも、創造主たる神が人間に与えた数学という道具を用いれば、様々な生命現象を科学という手法のなかで記述することができるのではないかと期待されます。局所的な細胞同士のコミュニケーションのパターンさえ明らかにできれば、そこから立ち現われる巨視的な現象、その自己組織化の過程は、やがては予見できるのではないでしょうか。本章で述べたささやかなシミュレーションは、その無限の可能性を示しているように思われます。

この思いを松本博士に聞いていただきたいと、ふと考えます。

皮膚について、様々な角度からの科学的な報告を参照しながら述べてきました。まだ人間が心身二元論に染まりきっていなかった頃、皮膚を経て私たちにもたらされる世界のささやきは、今日私たちが感じるより遥かに豊かなものだったにちがいありません。日々の生活の中での物象は、古い時代の人々にとってはおのれの心と一続きなものとして感じられていたことでしょう。しかし独立した自己が客観的に物事を観察する、という習慣が身についた頃から、世界が変わり始めました。

リルケはそんな喪(うしな)われた世界の記憶を持つ詩人だと思います。

古代も今もかわりはない。けれどわれわれはいまはもう、古い世の人々のようにその心情をしずかな形象(かたち)に化して眺める力をもたないのだ、

（第二の悲歌）

そしてわれわれは。いつのとき、いかなる場合にも観る者であるわれわれは、すべてのものに向きあっていて、けっしてひろいかなたに出ることはない！

それらはわれわれを一ぱいに満たす。われわれはそれらを整理する。それらは崩れる。
ふたたびわれわれは整理する、と、われわれ自身が崩れ去る。

（第八の悲歌）

この地上こそ、言葉でいいうるものの季節、その故郷だ。
されば語れ、告げよ。いまはかつてのいかなる時代より
物たちがくずれてゆく、真実の体験となりうる物たちがほろびてゆく。
そういう物たちに取ってかわっているのは、形象（ビルト）をもたない作りものだ、
殻だけの作りもの。その殻は、仕事の意図が変り、その限界が
変るやいなや、飛散してしまうのだ。

（第九の悲歌、傍点原文ママ）

われわれの生は刻々に変化してうつろいゆく、そして外部はつねに痩せ細って
消えさるのだ。かつては永続する家のあったところに
考案された建物がねじけた姿でのさばっている、考案だけの産物、
まだまるで脳のなかにあるような。

（第七の悲歌）

（『ドゥイノの悲歌』前出）

本書の執筆中に父を看取りました。父は数年前から認知症をわずらい、この三年ほどは私の顔もわからなくなっていました。呼吸困難に陥って病院に搬送され、その一〇日後、静かに息をひ

きとりました。その瞬間も、私は特に大きな感情の変化を覚えませんでした。病室の椅子の上に泊まり続けて疲れていたのかもしれません。やがて通夜があり、親族だけで葬儀を済ませました。その後、遺体を火葬する時になって、だしぬけに涙があふれてきました。自分でも変だと思いましたが、涙が止まらないのです。

インカ帝国最後の皇帝、囚われの身となったアタワルパは、スペイン人の侵略者ピサロに「カトリックに改宗すれば火あぶり刑ではなく絞首刑にしてやろう」と言われて、すぐに改宗したといいます。インカでは死んでもたましいは残るが、死体が灰になるとたましいも消滅すると考えられていたのです。

「自己の意識は脳の所産だ」という私も、その情動は一六世紀のインカ人と変わらないようです。火葬が終わって骨となった父を見た時は、なんだかさっぱりした気分でした。中原中也の「ホラホラ、これが僕の骨」という詩を思い出しました。

自然科学、特に実験科学は、最も開かれた知の体系だと思います。その論文には、実験の手順が丁寧に記述され、誰でもその手順通りに行なえば、同じ結果が得られることが前提になっています。例えば宗教や芸術に比べれば、その実施に修行や経験を要求されることは少ない。そのため民族や国境を越えて共有できる点に特長があります。

人間を特徴づける点として、世界を知りたいという好奇心があります。動物にも好奇心はありますが、それは生存の戦略に強く結びついています。おそらく、目に見えない宇宙の果てや、この世界のなりたちを知ろうとするのは人間だけでしょう。人類の歴史の中で神話や宗教が長らくその役割を果たしていましたが、実験科学の成立がその流れを変えました。世界を客観的に観察できる自己、それを設定することで、様々な現象についてその仕組みに関する知識を共有することが容易になったのです。それは専ら言葉と数字で語られ、やがて世界は全て言葉と数字で語れるものだという錯覚に陥るようになったのでしょう。

一方、私たちひとりひとりのなかには言葉にできない、なにごとかがあります。私たちは、ともすればそれを忘れがちになりました。

しかし私はそれを実験科学の欠点だとは思いません。現代の科学は、喪われたものたちの大切さに再び気づきつつあるように思われます。皮膚科学や脳科学や非線形科学の発展は、それまでの科学的手法が見落としてきた問題を拾いなおしています。その結果、心の本質や生命の巨視的なふるまいを理解しようとしているのです。実験科学的手法を否定するのではなく、それをさらに精緻なものにすることが、人間の進むべき道だと思います。もちろん科学に極限はありません。究めたと思えた瞬間に、新たな何かが立ち現われ、私たちは立ち止まるでしょう。説明できない自分がいる。それでいいのではないでしょうか。

父を看取った病室からは晩秋の蒼い琵琶湖が見えました。葬儀の後、そのほとりに立ってみました。小さな波が繰り返し岸の小石を洗っています。さて琵琶湖は生物でしょうか。

生物の定義を「環境の情報を受容し選択する膜、広義の皮膚で囲まれた有機体」とすればどうでしょうか。原核生物でも脂質の膜で覆われ、そこでエネルギーや情報のやりとりを行なっています。多細胞生物では表皮がその膜の役割を担っています。生物か否か、よく議論の対象になるウイルスは生物ではない、ということになります。ウイルスも殻を持つことがありますが、増殖の時には脱ぎ捨ててしまいます。

琵琶湖には皮膚はありません。渚には岸と水面を隔てるものはない。所々に堤防があっても、それには「情報を受容し選択する」機能はありません。それゆえ琵琶湖は生物ではない、これが私の自然科学的結論です。

しかしながら、例えばラヴロック博士は、地球の大気の組成、酸素や二酸化炭素の割合が一定に保たれていることに注目し、地球が、そこに生きる生物群との相互作用で大気のホメオスタシス（恒常性維持）を行なっている一個の生命圏であると見なし、「ガイア」と名づけました（『ガイアの科学　地球生命圏』スワミ・プレム・プラブッダ訳　工作舎）。この説には反論もあったようですが、例えば二酸化炭素の量を調整する熱帯雨林の役割を指摘するなど、私たちをとりまく環境について深く考える機会を与えてくれたと思います。同様に、琵琶湖を命あるものと見なすことは、その豊かな恵みを大切にしようとする思いを私たちにもたらすでしょう。

長くなりましたが、これが高校時代の期末試験への私の解答です。

謝辞

本書執筆にあたり、阿部恒之博士、池山和幸博士、澤武裕輔さん、須曽明子さん、中田聡博士、仲谷正史博士、長山雅晴博士の御協力を賜りました（五十音順）。改めて感謝申し上げます。そしてこれまで共に研究に携わってくれた人たち、アドバイスを下さった方々、株式会社資生堂においてて私たちの研究を支えていただいた方々、および独立行政法人科学技術振興機構の方々にも感謝いたしております。最後になりましたが、本書の構成、内容など多岐にわたって適切な御意見を下さいました辛島美奈さん、そして新潮社選書編集部の方々に感謝申し上げます。

新潮選書

皮膚感覚と人間のこころ

著　者………………傳田光洋

発　行………………2013年1月25日
6　刷………………2020年10月30日

発行者………………佐藤隆信
発行所………………株式会社新潮社
〒162-8711 東京都新宿区矢来町71
電話　編集部 03-3266-5411
読者係 03-3266-5111
http://www.shinchosha.co.jp
印刷所………………錦明印刷株式会社
製本所………………株式会社大進堂

乱丁・落丁本は、ご面倒ですが小社読者係宛お送り下さい。送料小社負担にてお取替えいたします。
価格はカバーに表示してあります。

ISBN978-4-10-603722-1 C0345

こころの免疫学　藤田紘一郎

うつ病もアレルギー性疾患も――すべてのカギは腸内細菌が握っていた！　脳と免疫系の密接な関係を解明し、「こころの免疫力」をつける革命的パラダイム。《新潮選書》

こうすれば病気は治る　心とからだの免疫学　安保徹

すべての謎は解けた！　肩こり・腰痛から、高血圧などの生活習慣病、そしてガン・膠原病まで。世界的免疫学者が解明する病気の本当の原因とその対処法。《新潮選書》

卵が私になるまで　――発生の物語――　柳澤桂子

一ミリにも満たない受精卵は、どういうメカニズムで《人間のかたち》になるのだろう？　生物学の最前線が探り得た驚くべき生命現象を分かりやすく解説。《新潮選書》

がん検診の大罪　岡田正彦

検診を受けるほど、がんのリスクは高くなる！統計データの分析によって、現代医療の陥穽を警告し、予防医学の立場から、本当の医療とは何かを問う。《新潮選書》

心を病んだらいけないの？　うつ病社会の処方箋　斎藤環　與那覇潤

「友達」や「家族」はそんなに大事なのか。「仕事」をしないと負け組なのか。「話し下手」はダメなのか。精神科医と歴史学者が生きづらさを解きほぐす。《新潮選書》

「身軽」の哲学　山折哲雄

後半生は、思想や責務など、少しずつ重荷を下ろしていけばいい。旅と「うた」、「ひとり」を愛した西行、親鸞、芭蕉、良寛らに学ぶ「解放」の生き方。《新潮選書》